Hanan Elzeblawy Hassan
Entisar Mohammed Youness
Fatma Saber Nady

Benefícios da ingestão de ácido fólico antes e durante a gravidez

Hanan Elzeblawy Hassan
Entisar Mohammed Youness
Fatma Saber Nady

Benefícios da ingestão de ácido fólico antes e durante a gravidez

Conhecimentos e percepções das mulheres na cidade de Beni Suef

ScienciaScripts

Imprint

Any brand names and product names mentioned in this book are subject to trademark, brand or patent protection and are trademarks or registered trademarks of their respective holders. The use of brand names, product names, common names, trade names, product descriptions etc. even without a particular marking in this work is in no way to be construed to mean that such names may be regarded as unrestricted in respect of trademark and brand protection legislation and could thus be used by anyone.

Cover image: www.ingimage.com

This book is a translation from the original published under ISBN 978-620-7-46057-1.

Publisher:
Sciencia Scripts
is a trademark of
Dodo Books Indian Ocean Ltd. and OmniScriptum S.R.L publishing group

120 High Road, East Finchley, London, N2 9ED, United Kingdom
Str. Armeneasca 28/1, office 1, Chisinau MD-2012, Republic of Moldova, Europe
Printed at: see last page
ISBN: 978-620-7-99107-5

Conteúdo

Agradecimentos

Antes de mais, sinto-me sempre em dívida para com **Alá**, o mais bondoso e o mais misericordioso, por me ter permitido realizar este trabalho.

Um agradecimento especial a todas as mulheres que participaram ativamente neste estudo e que se mostraram agradecidas e muito cooperantes, tolerando-me até à realização deste trabalho.

As palavras nunca são suficientes para expressar a minha sincera gratidão para com o **Dr. Kamal Mohammed Zahran,** Professor Assistente de Obstetrícia e Ginecologia da Faculdade de Medicina da Universidade de Assiut, que gentilmente me ofereceu uma orientação frutuosa, críticas construtivas, uma ajuda generosa, um apoio efetivo e interminável durante a receção do texto. A realização deste estudo nunca teria chegado ao seu destino sem a sua indispensável supervisão. Obrigado pela sua ajuda sincera, orientação e experiência notável.

Gostaria certamente de expressar os meus mais profundos agradecimentos, respeito e apreço à **Dr.ª Entisar Mohammed Youness**, Professora Assistente de Enfermagem Obstétrica e Ginecológica, Faculdade de Enfermagem, Universidade de Assiut, que gentilmente me ofereceu muito do seu esforço, tempo precioso, conselhos sinceros e orientação para a realização deste trabalho. Certamente que não consigo encontrar as letras para expressar o meu verdadeiro sentimento para com ela.

Estou muito grata à **Dra. Hanan El-Zabalawy Hassan**, Professora de Enfermagem Materna e Neonatal, Faculdade de Enfermagem, Universidade de Beni-Suief, pela sua constante disponibilidade e encorajamento ao longo deste estudo.

Agradeço a ajuda do **Sr. Antar Abu Omara**, da Faculdade de Medicina da Universidade de Assiut, na análise estatística e na interpretação dos dados.

Por último, mas não menos importante, os meus profundos agradecimentos e votos de felicidades a todos os meus **colegas** do Departamento de Enfermagem de Maternidade e Obstetrícia e Ginecológica, da Faculdade de Enfermagem, tanto na Universidade de Assiut como na de Beni-Suief, pois estiveram sempre presentes quando precisei.

O candidato

Fatma Saber

Gostaria de dedicar esta dissertação ao **espírito do meu pai** e **da minha mãe**, que me demonstraram amor e apoio incondicionais ao longo da minha vida. Foi através do seu exemplo que aprendi a lutar pelos meus objectivos, e ficarei eternamente grato.

Resumo

Antecedentes: Nas últimas 5 décadas, tem-se verificado um rápido crescimento do conhecimento sobre o ácido fólico (AF) e o seu papel na prevenção dos Defeitos do Tubo Neural (DTN). O presente estudo **teve como objetivo** avaliar os conhecimentos e a perceção das mulheres relativamente aos benefícios da ingestão de ácido fólico antes e durante a gravidez, de acordo com o modelo de crenças sobre a saúde (HBM). **O desenho da investigação** foi um estudo descritivo e transversal. Este estudo descritivo foi efectuado em unidades de cuidados pré-natais que pertencem a 5 locais na cidade de Beni-Sueif, num total de 500 mulheres grávidas. Os dados foram recolhidos através de um questionário de entrevista semi-estruturado. **Os resultados** deste estudo indicaram que apenas 19,6% tinham conhecimentos adequados sobre a FA, enquanto 70,8% das mulheres tomam FA atualmente, sendo que a maioria das mulheres que não a tomam atualmente necessitam de receita médica para a tomar. A grande maioria (89,8%) das mulheres estudadas tinha intenção de seguir uma dieta rica em folatos, mais de três quartos (84%) das mulheres tinham uma perceção positiva da importância da AF. **A conclusão** mostrou que o ensino secundário, a gravidez planeada e a residência rural foram factores independentes estatisticamente significativos que afectaram o conhecimento e a perceção das mulheres relativamente ao comportamento de ingestão de AF. **Recomendações:** Com base nos resultados do presente estudo, um programa bem organizado de suplementação periconcepcional de AF. Mas este programa requer uma elevada proporção de planeamento da gravidez, um sistema de saúde que funcione bem, marketing social, mobilização social e esforços de sensibilização. Recomenda-se a aplicação da HBM para melhorar a perceção das mulheres e dos prestadores de cuidados de saúde sobre os benefícios da ingestão de AF.

Palavras-chave: Ácido fólico - defeitos do tubo neural - modelo de crenças sobre a saúde.

Introdução

A nutrição materna tem sido reconhecida como um dos factores ambientais mais importantes que influenciam o desenvolvimento do embrião, do feto e da placenta, bem como a saúde materna **(Cross & Mickelson, 2006)**. A ingestão adequada de folato é importante para manter uma boa saúde e ajudar a prevenir doenças. O folato ajuda na síntese do ácido desoxirribo nucleico (ADN), fornece grupos metilo para a conversão da homocisteína em metionina (o que também requer vitamina B12). Além disso, é necessário para a produção de glóbulos vermelhos e brancos **(Mahan & Escott, 2004)**.

As provas emergentes sugerem que a exposição a estímulos ambientais, incluindo factores alimentares nas primeiras fases da vida, pode influenciar o risco de desenvolvimento de doenças mais tarde na descendência, um conceito conhecido como programação fetal **(Burdge & Lillycrop, 2010)**.

Devido ao papel do ácido fólico (AF) na divisão celular normal, a sua ingestão é muito importante durante a gravidez para as células embrionárias que se dividem rapidamente. O consumo suficiente de folato antes e durante o início da gravidez pode ajudar a prevenir os defeitos do tubo neural (DTN), como a espinha bífida e a anencefalia, e pode reduzir a incidência de doenças cardíacas congénitas **(Wolff et al, 2009)**. No entanto, uma revisão sistemática recente no Reino Unido (UK) estimou que apenas 21-48% das mães tomam suplementos de AF na altura da conceção **(Reynolds, 2012)**. Atualmente, não existem dados nacionais sobre o estado do folato das mulheres egípcias. Na Palestina, menos de cinquenta por cento (48,5%) das mulheres grávidas tomavam ácido fólico **(Sawalha, 2007)**.

A carência de folato pode ocorrer quando as necessidades de folato do organismo aumentam, quando a ingestão alimentar de folato é inadequada ou quando o organismo excreta (ou perde) mais folato do que o habitual. A deficiência de folato pode ser situacional: Deficiência alimentar (por exemplo, ingestão deficiente, consumo de tabaco e álcool "também causa uma utilização deficiente", modas alimentares). Má absorção (por exemplo, doença celíaca, espru tropical, má absorção específica congénita, ressecção jejunal, doença inflamatória intestinal), idade avançada, más condições sociais, má nutrição, gravidez e lactação, certas anemias, diálise hepática e renal **(Antony, 2008)**. Farmacologicamente: alguns medicamentos podem interferir com a utilização do folato, incluindo: medicamentos anticonvulsivos, metformina "na diabetes de tipo 2", metotrexato "um medicamento anticancerígeno", sulfassalazina "utilizada para controlar a inflamação associada à doença de Crohn, colite ulcerosa e artrite reumatoide", triamtereno (um diurético) e contraceptivos orais **(Huether, 2004)**.

A falta total de folato na dieta leva meses até que a deficiência se desenvolva, uma vez que os indivíduos normais têm cerca de 500-20.000 µg de folato nas reservas corporais. Esta deficiência pode resultar em muitos problemas de saúde, sendo o mais notável os DTN em embriões em desenvolvimento. Os sintomas mais comuns da deficiência de folato incluem: diarreia, anemia macrocítica, falta de ar, danos nos nervos, dormência nos membros "neuropatia periférica", complicações na gravidez, confusão mental, esquecimento ou outros declínios cognitivos, depressão mental, língua dorida ou inchada, úlceras pépticas ou da boca, dores de cabeça, palpitações cardíacas, irritabilidade e distúrbios comportamentais. Níveis baixos de folato podem também levar à acumulação de homocisteína, que está associada a doença vascular oclusiva. A síntese e a reparação do ADN são prejudicadas, o que pode levar ao desenvolvimento de cancro **(Gentili, 2009)**.

Parece existir um fosso significativo entre a sensibilização, o conhecimento e o consumo efetivo de AF. Nos Estados Unidos, um inquérito nacional revelou que, apesar de 84% das mulheres terem um conhecimento geral do ácido fólico, apenas 31% declararam tomá-lo diariamente **(Green-Raleigh et al., 2006)**. Curiosamente, apenas metade das mulheres altamente motivadas, que conceberam através de tecnologia de reprodução assistida, tomaram AF antes da conceção **(Frishman et al., 2001)**.

A fraca utilização de suplementos de AF, em particular na fase pré-concecional, tem sido avançada como uma explicação para o impacto mínimo dos esforços de promoção da saúde na redução das DTN **(Stockley, 2007)**. Considera-se que a baixa utilização pré-concecional ocorre, pelo menos em parte, porque apenas cerca de metade das gravidezes são planeadas **(SACN, 2007)**.

O ácido fólico é uma vitamina hidrossolúvel (dissolve-se facilmente na água). Os alimentos enriquecidos, como os pães e os cereais, são boas fontes dietéticas de AF. Boas fontes de folato são os vegetais de folha verde escura (como espargos e brócolos), levedura, fígado, sumo de laranja, beterraba e tâmaras. As más fontes de folato são o frango, o leite, a maioria das frutas e carnes **(TBDA, 2012)**.

Em 1998, a Food and Drug Administration (FDA) exigiu que a FA pudesse ser adicionada através de fortificação a cereais, farinhas, arroz, massas e outros produtos de grãos nos Estados Unidos. O Comité Científico Consultivo sobre Nutrição **(SACN, 2009)** recomendou recentemente a fortificação obrigatória da farinha com AF como uma intervenção adicional para reduzir ainda mais o risco de DTNs, embora tenham sido postulados vários outros efeitos na saúde. A fortificação com ácido fólico para reduzir as NTDs é considerada uma das iniciativas de saúde pública mais bem sucedidas nos últimos 50-75 anos **(Berry**

et al., 2010).

Havia provas irrefutáveis de que a suplementação com 0,8 mg de FA anulava em grande medida os DTN, incluindo a espinha bífida e a anencefalia, nos descendentes de mulheres em idade fértil. O impulso adicional para a iniciativa foi dado pelo conhecimento geral de que as mulheres muitas vezes não se apercebem de que estão grávidas até semanas após a conceção e que o encerramento do tubo neural ocorre às 4 semanas de gravidez **(Beaudin e Stover, 2007).**

O Modelo de Crenças na Saúde (Health Belief Model - HBM) é um modelo popular aplicado em enfermagem, especialmente em questões centradas na adesão dos doentes e na prática de cuidados de saúde preventivos. O modelo de crenças em saúde aborda a relação entre as crenças e o comportamento de uma pessoa. Fornece uma forma de compreender e prever o comportamento do cliente em relação à sua saúde e a forma como irá cumprir as terapias de cuidados de saúde **(Polit & Beck, 2007).**

A enfermagem evoluiu ao longo dos séculos, passando da Era Nightingale, que cuidava dos doentes, para a Era das Pessoas Saudáveis, que, por sua vez, promove a saúde e o bem-estar. Atualmente, os enfermeiros estão igualmente envolvidos no papel de promotores da saúde e de prevenção da doença do que no de reparadores de problemas. Os prestadores de cuidados de saúde desempenham um papel fundamental na educação das mulheres sobre a importância da FA e do uso diário de multivitaminas **(MDGS, 2004).**

A utilização de teorias e modelos de saúde pública para ajudar a compreender, descrever e organizar uma questão de saúde pública como o consumo de folatos num sistema de informação abrangente e eficaz tem muitas vantagens; as teorias podem fornecer uma base a partir da qual se pode compreender melhor as atitudes, os comportamentos e as necessidades educativas em matéria de folatos de uma população-alvo, as teorias podem servir de guia para a investigação educativa sobre folatos para ajudar a identificar factores modificáveis que influenciam a intenção de seguir permanentemente uma dieta rica em folatos, as teorias e os modelos também incorporam tradicionalmente métodos para influenciar o comportamento examinado. Assim, a utilização de uma abordagem teórica tem o potencial de melhorar o desenvolvimento de estratégias educativas sobre o folato **(Kloeblen & Batish, 1999).**

A incidência de DTNs é maior em mães mais jovens e mais velhas, na diabetes materna, na história de abortos espontâneos, na deficiência materna de folato e na exposição materna a medicamentos como o ácido valpróico **(Kenner & Lott, 2008)**. Todos os anos, 300.000 a 400.000 bebés em todo o mundo nascem com espinha bífida e anencefalia **(Christianson, 2006)**. No Egito, a frequência de malformações congénitas (MCs) entre crianças dos 0 aos 18 anos era de 2%. A incidência estimada de MCs do Sistema Nervoso Central (SNC) é de 26,92%. A frequência de NTDs é 29,57% da frequência do SNC **(Shawky et al., 2011)**. As anomalias do SNC são consideradas as anomalias mais comuns em nados-vivos e nados-mortos no Egito, bem como noutros países **(Tomatir et al., 2009)**.

Atualmente, o CDC recomenda que todas as mulheres em idade fértil consumam 0,4 mg de FA por dia e 5 mg para as mulheres com maior risco de NTDs **(NIHCE, 2008)** para reduzir significativamente a ocorrência e recorrência de NTDs. Se esta diretriz for seguida, estima-se que 50% a 70% dos NTDs poderiam ser evitados **(CDC, 2011)**. Dados recentes de coortes sugerem que a AF também pode desempenhar um papel na redução da gravidade dos DTNs. Reconhece-se que o cumprimento desta orientação não é ótimo, embora pouco se saiba sobre as razões para tal? **(Bol et al., 2006)**.

Para além de reduzir a incidência de NTDs, diferentes exemplos de vários processos de doenças e defeitos e de como o folato natural ou o FA sintético interferem ou diminuem os sintomas dessas doenças ou defeitos, como a redução do risco de lábio leporino em um terço **(Wilcox & Solvoll, 2007)**, também a diminuição de 70% no risco de trabalho de parto prematuro espontâneo e nascimento entre 20th e 28th semanas de gestação, e uma diminuição de 50% entre 28th e 32nd semanas de gestação **(Bukowski et al., 2009)**.

Os resultados deste estudo fornecerão uma descrição sobre o conhecimento e a perceção das mulheres acerca do ácido fólico, bem como em que medida o conhecimento e a perceção dos benefícios do ácido fólico afectam a ingestão das mulheres. Além disso, o HBM pode ser utilizado para orientar o exame das atitudes, comportamentos e crenças das mulheres em relação ao folato e detetar técnicas educativas adequadas.

O objetivo do presente estudo é: Avaliar o conhecimento e a perceção das mulheres relativamente aos benefícios da ingestão de AF antes e durante a gravidez, de acordo com o modelo de crenças de saúde.

Questões de investigação:

1. As mulheres que frequentam as clínicas de cuidados pré-natais têm conhecimentos e perceção sobre a AF e os seus benefícios?

2. Os conhecimentos e a perceção das mulheres sobre os benefícios da AF afectam o seu consumo?

Capítulo I

Ácido fólico

A folacina, FA, foi descoberta por Wills em 1931 como extractos de levedura que corrigiam a anemia macrocítica da gravidez. O ácido fólico teve diferentes nomes, como fator lactobacillus cassei, fator hepático lactobacillus cassei, vitamina B, vitamina B9 e vitamina M, mas o seu nome atual provém de uma das suas fontes, a folha de espinafre ou folium em latim **(Bastian, 2008).**

O isolamento, a identificação da estrutura e a síntese da AF, que tiveram lugar na década de 1940, conduziram à utilização terapêutica generalizada desta vitamina hidrossolúvel para o tratamento da anemia megaloblástica **(Younis, 2003).** A importância da suplementação multivitamínica durante a gravidez remonta à década de 1960, quando Smithells, em 1968, demonstrou que a suplementação multivitamínica pré-natal era protetora contra NTDs **(Goh, 2010).**

Folato é o nome coletivo de um grupo de substâncias com uma estrutura química relacionada com o ácido pteroilmonoglutamínico (PGA ou FA). O ácido fólico é um composto estável sintetizado quimicamente, utilizado em preparações vitamínicas e adicionado aos géneros alimentícios **(HCN, 2004).** É uma vitamina B solúvel em água, que engloba todos os compostos de vitamina B que exibem estruturas químicas e propriedades nutricionais semelhantes à estrutura-mãe do pteroilmonoglutamato de AF (PteGlu) **(Gropper et al., 2005).**

No entanto, a forma mais fácil de atingir a dose diária recomendada de 0,4 mg de FA durante a gravidez é tomar um suplemento, porque esta forma sintética é mais biodisponível do que o folato natural devido à sua estrutura química mais simples **(Cowart, 2003).**

Fontes:

Os mamíferos podem obter folato a partir de fontes exógenas. Devido ao facto de os folatos naturais reduzidos serem mais lábeis do que os FA oxidados, podem ocorrer grandes perdas durante o processamento, preparação e armazenamento dos alimentos, pelo que a concentração de folato natural nos alimentos crus é normalmente maior do que nos alimentos cozinhados **(Gropper, et al., 2005).**

Quadro 1: Fontes de Folato / FA

Fonte	As fontes dietéticas e de suplementos incluem, mas não se limitam a
Alimentos naturalmente ricos em folato **od Folato**	• Leguminosas, ou seja, ervilhas de olhos pretos, lentilhas, feijão preto e feijão branco. • Feijão e feijão verde. • Vegetais de folha verde escura, por exemplo,

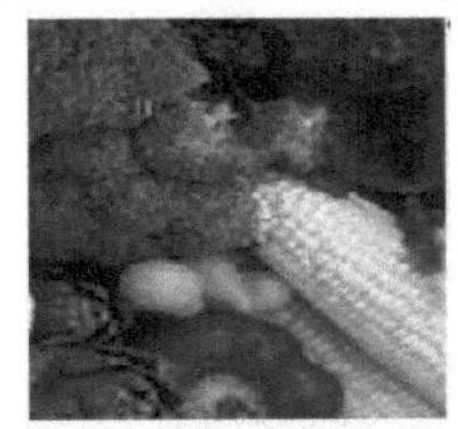Food Folate	espinafres, couves e nabos. • Verduras, brócolos, espargos e quiabos. • Frutos e sumos de citrinos, por exemplo, laranja. • Frutos de casca rija e manteiga de frutos de casca rija, por exemplo, amendoins, amêndoas, nozes pecan e nozes mistas. • Sementes de girassol, carne e ovos.
Alimentos enriquecidos ou fortificados com ácido fólico 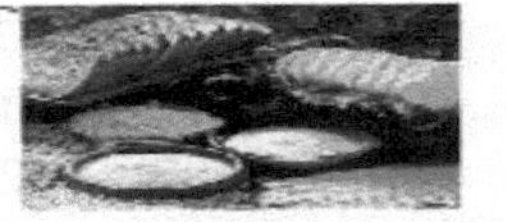	Cereais enriquecidos ou fortificados com ácido fólico, pão, farinha, fubá, massas, arroz e outros produtos à base de cereais com menos de 0,4 mg de ácido fólico por dose.
Alimentos enriquecidos ou fortificados com ácido fólico com 400 mcg de ácido fólico por porção	Cereais enriquecidos ou fortificados com >0,4 mg de FA por porção (uma vez que o FA é pulverizado nos cereais fortificados e é eliminado com o leite, o leite deixado na taça de cereais deve ser consumido) para uma lista de cereais com >0,4 mg de FA por porção.
Suplemento oral de AF 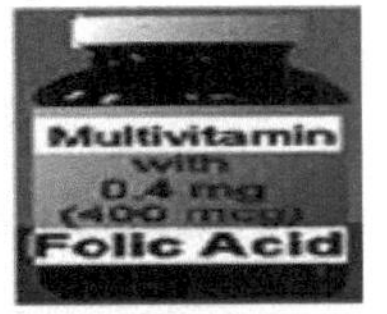	Vitaminas e minerais pré-natais ou múltiplos com FA (infapro, fefol, ferrofol, folicronsr, ferose F, intrafer) ou suplemento de FA que contém apenas FA como (fólico 0,8, ácido fólico 500 mcg, ácido fólico 5mg, ácido fólico 800mcg, folicap0,5, folicap 2,5 e theraneurin **(Khalil& mahmoud, 2012)**. Facilmente disponível nas lojas, absorvido e utilizado pelo organismo duas vezes mais do que o folato alimentar.

Referência; (USDA, 2011).

Absorção e biodisponibilidade do folato:

O folato encontra-se naturalmente em pequenas quantidades nos alimentos, normalmente ligado a uma cadeia de ácidos glutamínicos. Os ácidos glutamínicos são em grande parte decompostos no intestino delgado e o folato não conjugado é então absorvido por transporte ativo e, em menor grau, por difusão passiva. O folato é convertido em 5-metiltetrahidrofolato nas células da parede intestinal. Uma vez absorvido, o folato entra na corrente sanguínea **(Comité Científico da Alimentação Humana, 2006)**. A absorção (biodisponibilidade) do folato alimentar é cerca de 50% inferior à biodisponibilidade do AF, uma vez que este pode ser absorvido diretamente pelo organismo **(HCN, 2004)**.

Unidades de medida:

O Equivalente de Folato Dietético (DFE) é utilizado para medir o folato e a AF.

Tem em conta a maior biodisponibilidade do AF sintético em comparação com o folato alimentar natural **(Stoltzfus &Dreyfuss, 2004).**

Assim, uma dose de alimento fortificado com 50 mcg de AF forneceria 1,7 x 50 = 85 mcg de FDE devido à maior biodisponibilidade de AF (assumindo que não existe folato natural no alimento**) (Stoltzfus & Dreyfuss, 2004).**

1 µg of food folate	= 1 µg of DFE
1 µg of folic acid from fortified food or as a supplement taken with meals	= 1.7 µg DFE
1 µg of folic acid taken on an empty stomach	= 2 µg DFE

Quando os suplementos são tomados com o estômago vazio, a biodisponibilidade dos AG é de 100%; no entanto, quando tomados com alimentos, a biodisponibilidade é de 85%, o que é semelhante à biodisponibilidade dos AG nos alimentos fortificados **(McNulty & Pentieva, 2004).**

Absorção, transporte e armazenamento no organismo:

Para ser absorvido, o folato alimentar tem de ser decomposto e convertido da forma poliglutamato para a forma monoglutamato no intestino delgado por enzimas especiais. O folato (como monoglutamato) é então transportado ativamente para o intestino delgado. As doses mais elevadas de AF provenientes de suplementos são absorvidas por difusão passiva, pelo que as pessoas com problemas de má absorção podem continuar a receber AF sob esta forma (isto porque os comprimidos de AF contêm AF já ativado; isto também significa que a vitamina B12 não é necessária, uma vez que a vitamina B12 é necessária para ativar o AF) **(Wardlaw et al.,2004).**

Quantidades pequenas e insignificantes de FA podem ser armazenadas no fígado antes de serem excretadas no sangue, na bílis ou na urina. O corpo usa o que precisa e excreta o que sobra na urina. Embora o organismo tenha a capacidade de sintetizar folato através das bactérias do intestino, este folato produzido internamente não contribui significativamente, uma vez que a síntese se restringe ao intestino grosso (cólon) e a absorção ocorre principalmente na parte superior do intestino delgado (jejuno). Por conseguinte, a maior parte do folato sintetizado pelo organismo perde-se nas fezes **(DSM, 2006).**

Metabolismo do folato durante a gravidez:

A gravidez está associada a um aumento das necessidades de folato e, em alguns casos, conduz a uma deficiência manifesta de folato. O aumento das necessidades de folato durante a gravidez deve-se ao crescimento do feto e dos órgãos uteroplacentários. As concentrações circulantes de folato diminuem em mulheres grávidas que não são suplementadas com AF devido a: aumento da procura de folato pelo feto, aumento do catabolismo do folato, aumento da depuração e excreção de folato, diminuição da absorção de folato, influência hormonal no metabolismo do folato como resposta fisiológica à gravidez e baixa ingestão de folato **(Herrera & Ortega, 2008)**.

É essencial que o folato plasmático seja mantido acima de um nível crítico (>7,0 nmol/L) **(Herrera & Ortega, 2008)**. A concentração de folato no sangue interviloso, que é 3 vezes superior à do sangue materno, permite que o folato seja transferido para a circulação fetal. Por conseguinte, desde que a mãe continue a consumir uma dieta rica em folatos, este mecanismo assegura a continuação do transporte unidirecional transplacentário de folatos da mãe para o feto. Este facto pode também explicar por que razão a deficiência de folato nas mães pode ter um efeito negativo no crescimento e na nutrição do feto. O estado do folato materno deve ser mantido adequado para manter o folato plasmático acima de uma determinada concentração para a transferência placentária **(Ericson et al., 2007)**.

Estabilidade:

Nos alimentos, a maioria das formas de folato é instável. Os vegetais de folha fresca armazenados à temperatura ambiente podem perder até 70% da sua atividade de folato no espaço de três dias. Enquanto que o processamento e a preparação dos alimentos podem destruir 5090% do folato presente nos alimentos. Isto acontece porque o folato é suscetível de ser destruído pelo calor, oxidação e luz ultravioleta. Por este motivo, é preferível conservar os legumes e as frutas em locais escuros e frescos e consumi-los pouco tempo depois da compra. O ácido fólico adicionado aos alimentos como fortificante tende a ser moderadamente estável ao calor e instável quando exposto à luz. Por conseguinte, há alguma perda após a exposição à luz e durante a cozedura e a cozedura **(Wardlaw et al., 2004)**. A vitamina C presente nos alimentos ajuda a proteger o folato da destruição oxidativa e pode atuar no sentido de preservar o folato na dieta **(DSM, 2006)**.

Deficiência de folato materno: Causas, sinais e sintomas

Existem muitas causas para a deficiência de folato. A doença pode resultar da incapacidade de satisfazer o aumento das necessidades do organismo durante a gravidez e a lactação. A deficiência de folato também pode ser causada por uma condição genética que diminui a forma ativa da metileno tetrahidrofolato redutase **(Expert Group on Vitamins ,Minerals& Food Standards Agency, 2003)**, intervalos curtos entre gravidezes, e pode resultar de uma absorção, excreção ou metabolismo anormal do folato ou de uma combinação de ambos **(Sanchez et al., 2006)**.

Os sinais de deficiência de AF são subtis e incluem diarreia, perda de apetite, pele pálida, náuseas e perda de peso com má absorção de outros nutrientes.

Cerca de 50-100 mcg de folato por dia devem ser absorvidos para repor as quantidades diárias de folato que são utilizadas. Uma vez que o tempo de vida de um glóbulo vermelho normal é de cerca de 4 meses, pode demorar este tempo a desenvolver anemia, resultando em sintomas de fadiga e fraqueza devido à diminuição da capacidade de transporte de oxigénio no sangue (**Linus Pauling Institute, 2004**). Uma deficiência de ácido fólico simplesmente atrasa a cura e prolonga a agonia na doença de Crohn, colite e outros distúrbios inflamatórios intestinais dolorosos (**Sharon, 2011&Lennard, 1990**).

Mesmo com doses mais elevadas de FA. Não foram registados casos de toxicidade. Os efeitos secundários raros incluem: reacções alérgicas e sintomas gastrointestinais, como náuseas, distensão abdominal e flatulência (**Katzund, 2004**).

Indicadores / biomarcadores de deficiência de AF:

Embora não exista atualmente um indicador perfeito do estado de folato de uma população, existem alguns que fornecem uma imagem bastante precisa. As formas recomendadas de medições bioquímicas incluem; Diminuição do folato sérico <7 nmol/L (3 ng/ml) → é um indicador de deficiência a curto prazo; Diminuição do folato nos glóbulos vermelhos <305 nmol/l (140 microg/l) → É um indicador a longo prazo de reservas corporais reduzidas; aumento da homocisteína sérica 12-16 micromole/l (1,62-2,2 mg/l) → reflecte uma ingestão inadequada de folato ou Metabolismo. Anemia megaloblástica: Macrocitose ou um volume corpuscular médio (VCM) de >100fL) → é aumentada pela deficiência de folato (**AACC, 2011**).

Interações entre medicamentos e nutrientes:

Vários medicamentos podem interferir com a farmacocinética do AF. A cimetidina e os antiácidos parecem reduzir a absorção do folato. A sulfassalazina "utilizada para controlar a inflamação associada à doença de Crohn, à colite ulcerosa e à artrite reumatoide" interfere com a absorção e a conversão do AF na forma ativa. A utilização contínua e prolongada de acetaminofeno e aspirina, ibuprofeno e outros anti-inflamatórios não esteróides parece aumentar as necessidades do organismo em FA. Embora o mecanismo não seja claro, os anticonvulsivantes, os medicamentos antituberculose, o álcool e os contraceptivos orais produzem baixas concentrações de folato no soro e nos tecidos. O ácido fólico reduz a elevação das enzimas hepáticas induzida pela terapia com metotrexato na artrite reumatoide (**Alternative Medicine Review, 2005**).

A suplementação com ácido fólico previne a disfunção da óxido nítrico sintase induzida pelo uso contínuo de nitroglicerina. Os medicamentos anti-convulsivos, incluindo a carbamazopina e o fenobarbital, parecem utilizar o ácido fólico durante o metabolismo hepático. A suplementação com ácido fólico pode aumentar o metabolismo desses medicamentos. Assim, os níveis sanguíneos dos fármacos baixam e podem resultar em convulsões. O início da terapêutica com ácido fólico após a administração destes medicamentos deve ser feito com precaução. Uma vez que os medicamentos anticonvulsivos parecem interferir com a absorção de folato. Assim, a suplementação de AF deve ser tomada numa altura do dia que não seja quando se toma um anticonvulsivo para evitar a sua deficiência **(Alternative Medicine Review, 2005).**

Necessidades acrescidas de folato/FA

A Tabela (2) resume alguns critérios específicos para a avaliação clínica das necessidades individuais de folato/FA. Nas mulheres com deficiência de vitamina B12, a ingestão excessiva (geralmente >5,0 mg) de suplementos de AF pode mascarar ou atrasar o diagnóstico de deficiência de vitamina B12. A deficiência de vitamina B12 pode causar danos neurológicos. Os sinais ou sintomas de deficiência de vitamina B12 devem ser considerados antes de iniciar a suplementação de AF em doses superiores a 1,0 mg **(California Department of Public Health, 2010).**

Quadro 2: Necessidades acrescidas de folato/FA

As necessidades acrescidas de folato/FA incluem, mas não se limitam a	Os critérios de avaliação clínica incluem, mas não se limitam a
Estado reprodutivo	Todas as mulheres em idade fértil, gravidez, lactação.
História de defeitos do tubo neural	Gravidez anterior afetada por NTDs, indivíduo com NTDs.
Condições ou doenças pré-existentes	Deficiência de folato, defeito genético que diminui a eficácia da metileno tetra hidro folato redutase, má absorção gastrointestinal / cirurgia bariátrica prévia, diálise renal e doença hepática.
Ingestão de medicamentos	Medicamentos anti-convulsivos como a dilantina, a metformina (na diabetes tipo 2), a sulfassalazina utilizada para controlar a inflamação associada à doença de Crohn e à colite ulcerosa, o triamtereno " um diurético ", o metotrexato utilizado no cancro e noutras doenças como a artrite reumatoide, e os barbitúricos utilizados como sedativos.
Consumo de substâncias	Consumo excessivo de álcool, consumo de cigarros

Referência ;(Office of Dietary Supplements NIH Clinical Center, 2012).

Capítulo II

Benefícios do ácido fólico

O ambiente afecta profundamente os conceitos em desenvolvimento. Diferentes períodos de desenvolvimento demonstraram uma sensibilidade variável às pistas ambientais e o período de pré-implantação está entre os mais sensíveis **(Gluckman et al., 2008)**. A herança multifatorial refere-se ao padrão de herança de problemas de saúde comuns e condições mais raras causadas por uma combinação de factores genéticos e outros factores que podem incluir factores internos como o envelhecimento e a exposição a factores ambientais externos como a dieta, o estilo de vida e a exposição a produtos químicos ou outras toxinas **(Read &Donnai, 2010)**. Saber que uma pessoa está em risco acrescido pode levar à utilização de testes de deteção precoce e estratégias preventivas **(Harper, 2010)**.

Para um número muito reduzido de doenças, foram identificados factores desencadeantes, por exemplo, a falta de vitamina folato no ambiente do bebé em desenvolvimento está associada à probabilidade de o bebé vir a sofrer de DTN. A suplementação da dieta da mulher com folato na pré-gravidez e no início da gravidez pode reduzir significativamente a probabilidade de um bebé nascer com esta doença **(Eichholzer et al., 2006)**.

Benefícios do AF e implicações da sua carência na saúde:

Tal como o ferro, o AF é necessário ao nível celular mais básico para assegurar o crescimento e o desenvolvimento corretos, para incentivar o funcionamento normal dos nervos e do cérebro e como coenzima em numerosos processos, desde a síntese do ADN até à produção de glóbulos vermelhos e brancos **(Wardlaw et al., 2004)**.

O ácido fólico actua como coenzima no metabolismo dos ácidos nucleicos "síntese e reparação do ADN e formação de glóbulos vermelhos e brancos", o metabolismo dos ácidos nucleicos [as peças importantes que constituem o ADN]; o ácido tetra-hidrofólico (THFA) é necessário para a síntese da adenina e da guanina, dois pares de bases do ADN.., e na criação do antioxidante celular glutatião, que protege o organismo das toxinas ambientais **(Iyer & Tomar, 2009& Linus Pauling Institute,2004)**. Se for interrompida, pode provocar anemia" megaloblástica ou macrocítica" (fig. 1), malformações fetais e cancro **(CDC, 2005)**.

Os glóbulos brancos também são afectados (também eles não se podem dividir eficazmente), prejudicando o funcionamento do sistema imunitário. A falta de divisão celular no trato intestinal pode reduzir a absorção e causar diarreia **(Wardlaw et al., 2004)**.

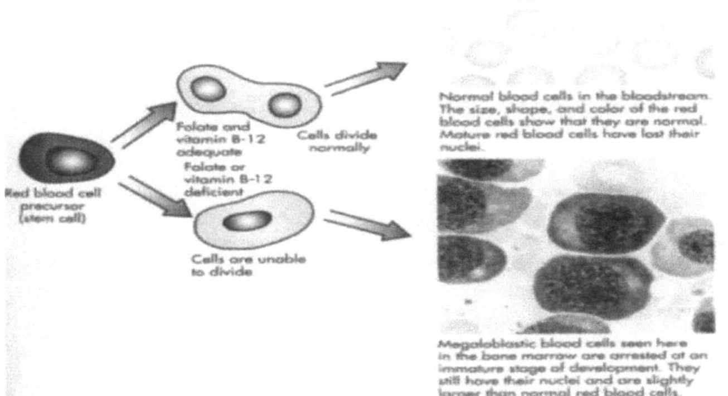

Figura 1: Representa o ácido fólico e a formação de glóbulos vermelhos e brancos **(Wardlaw et al, 2004).**

O ácido fólico é uma coenzima no metabolismo dos aminoácidos, o folato é necessário no metabolismo dos aminoácidos "metionina e homocisteína". Se este processo for interrompido, a homocisteína acumula-se, os revestimentos dos vasos sanguíneos são danificados e a placa bacteriana pode acumular-se, aumentando o risco de doenças crónicas **(CDC, 2005).** A hiper-homocisteinemia tem sido associada a complicações graves, como a hipertensão induzida pela gravidez, a pré-eclampsia **(Bodnar et al., 2006)** e o descolamento da placenta **(Den Heijer et al., 2005).** Todos são factores de risco para a restrição do crescimento intrauterino e para o parto pré-termo; em particular, o parto pré-termo com indicação médica **(Scholl et al., 2000).** Uma terapia combinada, incluindo folato, em mulheres com tensão arterial elevada durante a gravidez tornou possível manter a gravidez até ao parto **(Albert et al., 2008).** A deficiência de folato foi associada a um aumento de 50% do risco de aborto espontâneo precoce **(George et al., 2002).**

Formação do tubo neural

Durante o período embrionário, o processo de neurulação estende-se do 12º ao 28º dia do desenvolvimento humano e resulta na formação do tubo neural, a base para o desenvolvimento do cérebro e da espinal medula **(Detrait et al., 2005).** Antes da neurulação, o processo de gastrulação transforma o embrião de um disco bilaminar num disco trilaminar que contém 3 camadas germinativas: a ectoderme, a mesoderme e a endoderme. O disco bilaminar é constituído por uma camada superior de células do epiblasto e uma camada inferior de células do hipoblasto (**Sadler, 2005**). A gastrulação é iniciada quando um sulco distinto, conhecido como estria primitiva, se desenvolve no disco bilaminar (Fig. 2).

As células do epiblasto que inicialmente migram da linha primitiva deslocam as células do hipoblasto para formar a camada endodérmica interna, as células migratórias subsequentes criam a camada mesodérmica média e as células do epiblasto que não migram da linha primitiva constituem a camada ectodérmica externa (**Sadler, 2005**).

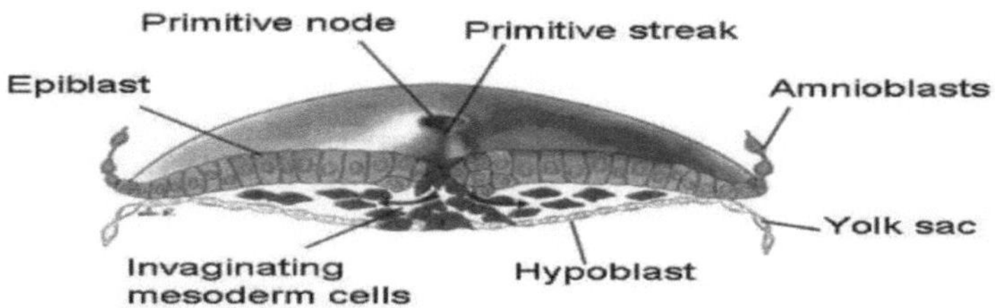

Figura 2: Representa o processo de gastrulação (**Sadler, 2005**).

Um grupo de células especializadas que migram através do nódulo primitivo, localizado na extremidade cranial da linha primitiva, dá origem à placa pré-cordal e à notocorda (Fig. 3). Estas estruturas iniciam a neurulação induzindo a formação da placa neural (**Kaplan et al., 2005**).

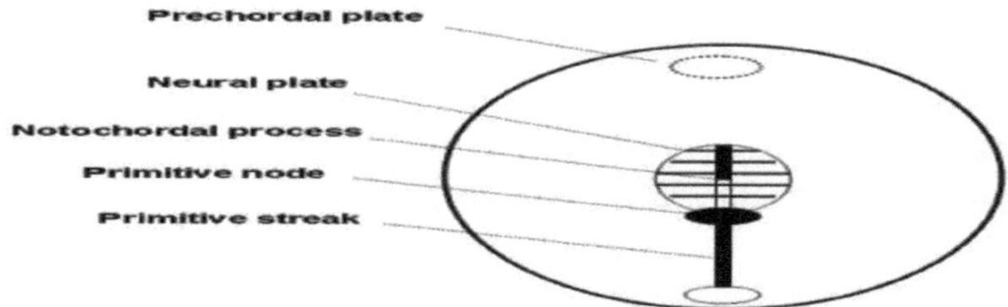

Figura 3 Representa o processo de referência da neurulação (**Sadler, 2005**).

Durante a neurulação primária, as taxas diferenciais de proliferação celular, migração celular e mudanças na forma das células fazem com que a camada ectodérmica que recobre a notocorda se torne mais espessa, formando as bordas da placa neural juntamente com o sulco neural (**Padmanabhan, 2006**). Por volta do 19° dia do desenvolvimento humano, à medida que as células continuam a proliferar e a diferenciar-se, os bordos da placa neural tornam-se mais pronunciados e elevados, de tal forma que as pregas neurais acabam por subir e aproximar-se umas das outras para fusão por volta do 22° dia (Fig. 4) (**Detrait et al., 2005**).

A proliferação celular nas direcções cranial e caudal (também conhecida como mecanismo de fecho de correr) funde as pregas neurais numa estrutura semelhante a um tubo com extremidades abertas, designadas por neuroporos anterior e posterior **(Detrait et al., 2005).**

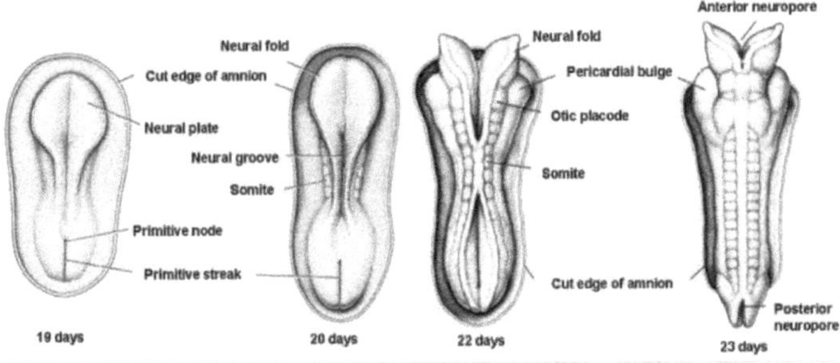

Figura 4; Representa a formação do tubo neural **(Sadler, 2005).**

A neurulação secundária é responsável pela formação dos segmentos sacral e coccígeo da medula espinhal. Este processo envolve as regiões mais caudais do tubo neural, que eventualmente se tornam contínuas com o resto do tubo neural a partir da neurulação primária **(Cabrera et al., 2004).** O fecho dos neuroporos anteriores e posteriores está completo no dia 25 e 28 do desenvolvimento humano, respetivamente **(Cabrera et al., 2004).** A formação deficiente da espinal medula e do cérebro durante o desenvolvimento embrionário pode levar a DTNs que ocorrem no início da vida fetal, frequentemente numa altura em que as mulheres podem nem sequer saber que estão grávidas. Assim, é fundamental assegurar um nível adequado de folato a todas as mulheres em idade fértil **(Linus Pauling Institute, 2004).**

Definição e classificação das DTN

Os defeitos do tubo neural são CMs comuns e graves do SNC que ocorrem secundariamente a uma falta de fecho do tubo neural. Os três seguintes Os grupos são categorizados com base na gravidade dos defeitos **(Copp& Harding, 2004).**

1-Formas graves

A forma grave do espetro dos DTN inclui defeitos abertos resultantes da falha do encerramento do tubo neural, em que a parte anterior do cérebro ou da medula espinal comunica diretamente com o exterior, e inclui o seguinte

Craniorraquisquise: Existe uma ausência quase completa de encerramento do tubo neural, afectando tanto o cérebro como a coluna vertebral. Esta malformação resulta de uma falha do evento inicial da neurulação no embrião inicial.

Excencefalia: Trata-se de um defeito cerebral resultante de uma falha no fecho do tubo neural craniano. Embora esta aparência seja vista apenas em embriões e fetos precoces, as pregas neurais cranianas persistentemente abertas têm uma aparência evertida. *Anencefalia:* As pregas neurais cranianas expostas podem

19

degenerar com o avançar da gestação. Trata-se de uma malformação catastrófica em que o cérebro está gravemente degenerado e a abóbada craniana está ausente.

Mielomeningocele: resulta de uma falha no fecho do tubo neural da coluna vertebral, mais frequentemente na região lombossacra. Na *espinha bífida cística,* um saco meníngeo contendo a medula espinal aberta hernia através de um defeito vertebral. Nas *mieloceles,* a medula espinal aberta é diretamente exposta como uma lesão aberta plana.

2- Formas moderadas

A forma moderada dos DTN inclui *as encefaloceles e as meningoceles.* Esses defeitos resultam da herniação do cérebro ou das meninges através de uma abertura no crânio ou na coluna vertebral, respetivamente. Estes defeitos parecem ser anomalias primárias do desenvolvimento do esqueleto e não do fechamento do tubo neural, pois o cérebro e a medula espinhal parecem ter-se fechado normalmente antes da herniação.

3- Formas ligeiras

O extremo ligeiro do espetro dos DTN é representado por um terceiro grupo de defeitos disráficos em que existem anomalias fechadas da medula espinal, normalmente nas regiões lombar e sacral baixas. Incluem-se os seguintes tipos: *Diplomielia:* Trata-se de uma duplicação lado a lado ou antero-posterior da medula espinal. *Diastematomielia:* Um septo na linha média divide a medula espinal longitudinalmente em duas porções geralmente desiguais que se estendem até 10 segmentos toracolombares. *Hidromielia:* O canal central é demasiado distendido. *Lipomeningocele:* A medula espinal disráfica é acompanhada por depósitos de tecido adiposo. *Espinabifida oculta:* É definida como um defeito nos componentes ósseos posteriores da coluna vertebral sem envolvimento da medula ou das meninges.

Carga global das DTN

Os defeitos do tubo neural são a malformação congénita mais comum do SNC. No entanto, a sua prevalência varia muito de local para local e de população para população. A incidência mais elevada de DTN foi registada na Irlanda e no País de Gales (6,38-14,92 por 1000 nascimentos), enquanto a incidência noutros países europeus foi de apenas 0,1-0,6 por 1000 nascimentos. A prevalência de DTN no Reino Unido e em todo o mundo é de cerca de 1 por 1000. Outras partes do mundo com elevada prevalência de DTN são o norte da Índia, o norte da China, o Egito e o Líbano. A sua prevalência na Palestina também é elevada. Curiosamente, em comparação com as províncias do Norte da China, a prevalência de DTN no Sul da China é de apenas 1 por 1000. A sua prevalência no Japão também é baixa **(Karmarkar, 2013).**

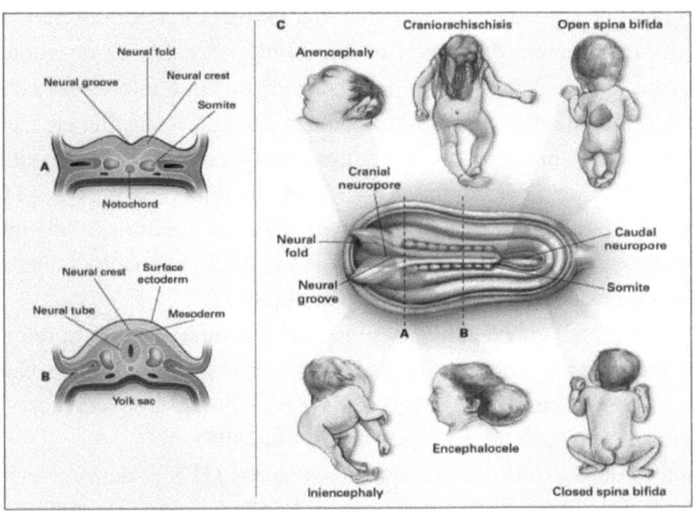

Figura 5: Representa as caraterísticas anatómicas do tubo neural e os vários defeitos do tubo neural (**Kibar et al., 2007**).

Etiologia das DTNs

As anomalias na formação do tubo neural podem ser atribuídas a uma proliferação celular deficiente, a alterações na forma da neuroectoderme em desenvolvimento ou a alterações negativas no desenvolvimento vascular que suporta estas células (**Cabrera et al., 2004**). No entanto, a etiologia primária dos DTNs permanece complexa e mal compreendida. O consenso entre muitos investigadores é que os DTNs são uma condição multifatorial, resultante tanto de fatores genéticos quanto ambientais (**Padmanabhan, 2006**).

Base genética das DTN, até à data, poucos genes humanos demonstraram definitivamente predispor para as DTN humanas. O mais conhecido é o gene que codifica a 5, 10-metilenotetrahidrofolato redutase (MTHFR), uma enzima do metabolismo da FA. A MTHFR catalisa a reação que produz 5-metil tetrahidrofolato, um dador de metilo para a homocisteína durante a sua conversão em metionina. Uma variante polimórfica e termolábil do gene MTHFR apresenta uma frequência mais elevada entre os casos de NTDs e as suas famílias e parece ser responsável por conferir um risco acrescido de NTDs, especialmente em combinação com um baixo nível de folato e/ou vitamina B12 durante a gravidez (**Van der Put et al., 1997**).

Os **efeitos ambientais na ocorrência de DTNs**, factores geográficos, étnicos, sazonais e socioeconómicos desempenham um papel na determinação da prevalência de DTNs. Os factores de risco materno implicados no aumento do risco de NTDs incluem a idade materna tardia (**Loeken, 2005**), um baixo nível de educação materna (**Grewal et al., 2009**) e a escassez de alimentos (**Wynn &Wynn, 1993**). Além do uso de medicamentos que interferem no metabolismo da FA (antiepilépticos, aspirina, metotrexato, sulfassalazina etc...), hipertermia, uso de tabaco, hiper-homocisteinemia, baixa concentração de vitamina B12 e doses excessivas de vitamina A (> 15.000UI) durante a gravidez (**Chen, 2008**). A presença de obesidade abdominal, diabetes mellitus e dislipidemia pode aumentar o risco em seis vezes (**Ford et al.,2012**), enquanto a obesidade sozinha quase duplica o risco de DTNs (**Ray et al.,2007**).

Os dados emergentes também sugerem que uma doença autoimune materna pode aumentar o risco de uma gravidez afetada por DTNs, particularmente porque os auto-anticorpos (IgG e IgM) se ligam aos receptores de folato e bloqueiam a ligação de FA (**Cabrera et al., 2008**).

Vários estudos demonstraram que 50-80% dos DTN podem ser evitados através da utilização periconcepcional de FA (**Bower et al. 2009**). Também a suplementação multivitamínica periconcecional causa uma redução nos DTNs (**Czeizel et al., 2004**).

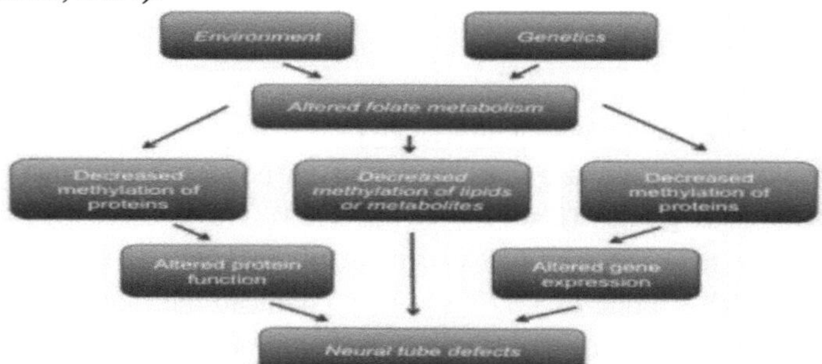

Figura 6: Representa os efeitos ambientais e genéticos sobre as DTN (**Nature Publishing Group, 2006**).

Outras consequências do baixo nível de folato durante a gravidez: fenda labial e palatina (**Badovinac et al., 2007**), síndrome de Down (**Molloy et al., 2008**), defeitos cardíacos "atresia tricúspide", defeitos obstrutivos, transposição das grandes artérias e defeito do septo ventral (**Czeizel et al., 2004**). Anomalias do trato urinário: "hidronefrose" (**Goh et al., 2007**), estenose/atresia da junção pélvico-ureteriana e malformações dos membros (**Czeizel & Dudas, 1992**).

Estudos demonstraram um efeito protetor da AF, isoladamente ou numa multivitamina, na onfalocele (**Botto et al., 2000**) e na atrésia anal (**Myers et al., 2001**). Também tem um impacto positivo nos marcadores de rotação óssea nas mães e nos seus recém-nascidos (**SASN, 2012**). Também tem um efeito protetor no parto prematuro, baixo peso à nascença e pequeno para a idade gestacional

(SGA) **(Sarah et al., 2009)**. Aumento da fertilidade **(Czeizel et al., 2004)**, enquanto uma diminuição de 70% no risco de trabalho de parto pré-termo espontâneo e nascimento entre 20th e 28th semanas de gestação, e uma diminuição de 50% entre 28th e 32nd semanas de gestação **(PLoS Med. 2009)**.

O folato e o funcionamento normal dos nervos e do cérebroA "formação de neurotransmissores", o papel do folato na síntese de ácidos nucleicos (por exemplo, ADN), nas reacções de metilação e na manutenção dos níveis de homocisteína são fundamentais para o bom funcionamento do cérebro. As pessoas com níveis de homocisteína superiores a 14 micromoles/litro têm quase o dobro do risco de desenvolver a doença de Alzheimer, Parkinson, depressão e outras deficiências neurológicas **(Linus Pauling Institute, 2004)**.

O folato e a prevenção do cancro e do AVC, vários estudos observacionais concluíram que um baixo nível de folato está associado a um risco acrescido de cancro, em especial cancros do colo do útero, do cólon e do reto, do pulmão, do esófago, do cérebro e do pâncreas, uma vez que um nível insuficiente de folato equivale a uma incapacidade de reparar o ADN danificado e/ou permite uma expressão genética alterada **(DSM, 2006)**.

Além disso, o ácido fólico **tem um efeito sobre o cancro infantil.** As multivitaminas que contêm ácido fólico resultaram numa diminuição da leucemia linfoblástica aguda (LLA), dos tumores cerebrais pediátricos, do neuroblastoma **(Goh et al., 2007)** e das alterações morfológicas das glândulas mamárias na descendência, que podem estar associadas a uma redução do risco de tumor mamário na descendência **(Sie, 2009)**.

O ácido fólico é bom para todos. O folato, conhecido como AF, actua como um antidepressivo e tranquilizante natural, ajudando a prevenir e/ou melhorar doenças graves como a gastrite, a fadiga crónica **(Leahy et al., 2005)**, a perda de audição **(Malouf et al., 2008)**, o açúcar elevado no sangue/intolerância à glicose **(Albert et al., 2008)**, a hipertensão **(Antoniades et al., 2008)** e a doença renal crónica **(Qin et al., 2011)**. Também ajuda na agilidade mental **(Treon et al., 2006)**.

Capítulo III

Recomendações e diretrizes sobre o folato

Mudança das necessidades nutricionais da gravidez

Uma alimentação saudável durante a gravidez permite um ganho de peso gestacional ótimo e reduz as complicações, estando ambas associadas a resultados positivos no parto. Durante a gravidez, as necessidades nutricionais maternas alteram-se para responder às exigências da gravidez. Uma alimentação saudável pode ajudar a garantir a disponibilidade de nutrientes adequados tanto para a mãe como para o feto **(Blackburn, 2007).**

Necessidades nutricionais durante a gravidez:

Quantidades adequadas de vitaminas e minerais (quadro 3) são essenciais para o desenvolvimento do embrião, do feto e do recém-nascido. Estas substâncias estão envolvidas no crescimento e na diferenciação celular e são componentes centrais da estrutura celular, da sinalização celular, da tradução de proteínas, das enzimas, dos locais catalíticos das enzimas e das reacções enzimáticas. Em conjunto, estes processos são fundamentais para o desenvolvimento dos órgãos do feto **(Goh, 2010).**

Tabela 3: Recomendações dietéticas para as mulheres grávidas e lactantes.

Nutriente	Mulheres não grávidas	Mulheres grávidas	Mulheres em período de lactação
Calorias	2.200	2.500	2.700
Proteína	60 g	80 g	80 g
Água/Fluido	6-8 copos por dia	8 copos por dia	8 copos por dia
Vitamina A	700mcg	770mcg	1300mcg
Vitamina C	75mg	85mg	120mg
Vitamina D	5mcg	5mcg	5mcg
Vitamina E	15mcg	15mcg	19mcg
B1(Tiamina)	1,1 mg	1,5 mg	1,5 mg
B2(Riboflavina)	1,1 mg	1,4 mg	1,6 mg
B3(Niacina)	14mg	18mg	17mg
B6(Piridoxina)	1,3 mg	1,9 mg	2mg
B12(Cobalamina)	2,4mcg	2,6mcg	2,8mcg
Folato	400mcg	600mcg	500mcg
Cálcio	1.000mg	1.000mg	1.000mg
Fósforo	700mg	700mg	700mg
Iodo	150mcg	220mcg	290mcg
Ferro	18mg	27mg	9mg
Magnésio	310mg	350mg	310mg
Zinco	8mg	11mg	12mg

Fontes: (OIM, 2006).

Todas as mulheres em idade reprodutiva devem ser questionadas sobre a utilização de suplementos alimentares (vitaminas, minerais, remédios tradicionais/domésticos, produtos à base de plantas, produtos para perda de peso, etc.) como parte do plano de cuidados pré-concepcionais e devem ser aconselhadas sobre o que se sabe ou não sobre o seu impacto, segurança e eficácia **(Paula et al.,2008).**

Recomendações de folato antes e durante a gravidez:-

O limite superior (UL) de AF para as mulheres (incluindo durante a gravidez): 800 mcg/dia (0,8 mg) por dia para os 14-18 anos de idade, e 1.000 (1,0 mg) por dia para os 19-50 anos de idade **(Haydu, 2012).** Recentemente, o programa de risco materno publicou diretrizes para mulheres em idade fértil, que consistem em três recomendações diferentes que variam consoante a idade, a etnia, a adesão e o estado de risco de anomalia congénita genética **(Wilson et al., 2007).**

Em primeiro lugar, as mulheres sem riscos pessoais para a saúde, com uma gravidez planeada e com uma boa adesão ao tratamento, são aconselhadas a consumir diariamente um multivitamínico que contenha entre 0,4 mg e 1 mg de AF, para além de uma dieta rica em folato, durante pelo menos 2-3 meses antes da conceção e durante toda a gravidez e o período pós-parto **(Wilson et al., 2007).**

Em segundo lugar, as mulheres com riscos para a saúde, como a epilepsia, a diabetes insulino-dependente, a obesidade, a história familiar de DTN, ou as que pertencem a um grupo étnico de alto risco, como os celtas e os sikh, são aconselhadas a aumentar a sua ingestão alimentar de alimentos ricos em folato e a consumir um multivitamínico diário contendo 5 mg de FA, começando 3 meses antes da conceção e continuando até 10-12 semanas após a conceção. Durante o resto da gravidez e o período pós-parto, estes grupos específicos de mulheres são aconselhados a consumir um multivitamínico diário que contenha entre 0,4 mg e 1 mg de FA **(Wilson et al., 2007).**

Por último, as mulheres com um historial de má adesão aos medicamentos, bem como com outros problemas relacionados com o estilo de vida, como a ausência de um controlo de natalidade consistente e a possível utilização de substâncias teratogénicas, são aconselhadas a consumir um multivitamínico diário que contenha 5 mg de AF **(Wilson et al., 2007).**

A recomendação mínima das autoridades de saúde é de 0,4 mg de suplemento de AF durante a gravidez. Estudos sobre a dosagem de FA variaram até 10 mg durante a gravidez sem quaisquer efeitos adversos registados **(Health Canada, 2005).**

É verdade que o primeiro trimestre é um período crítico para a formação estrutural do feto. No entanto, durante o segundo e terceiro trimestres, o cérebro do feto está continuamente a formar-se e o próprio feto está a crescer a um ritmo acelerado. Como tal, é necessário um fornecimento adequado de macronutrientes durante toda a gravidez. Além disso, a suplementação deve continuar após a gravidez e durante o período de lactação (**Goh, 2010**).

Prevenção da anemia durante a gravidez

Estima-se que 41,8% das mulheres grávidas em todo o mundo sejam anémicas (**OMS/CDC, 2008**). As baixas concentrações de hemoglobina são indicativas de anemia moderada ou grave durante a gravidez e têm sido associadas a um risco acrescido de parto prematuro, mortalidade materna e infantil e doenças infecciosas (**OMS, 2012**).

A OMS considera a anemia um problema de saúde pública mundial: uma proporção significativa de mulheres em idade reprodutiva (29,6%) vive em países onde a anemia é um grave problema de saúde (prevalência de anemia ≥ 40%); as mulheres grávidas (57,5%) residem nesses países (**OMS, 2012**). Recomenda-se a suplementação oral diária de ferro e FA como parte dos cuidados pré-natais, de acordo com o seguinte esquema sugerido (**WHO/CDC, 2008**).

Tabela 4; Esquema sugerido para a suplementação diária de ferro e FA em mulheres grávidas.

Composição do suplemento	Ferro; 30-60mg de ferro elementar, FA ^00µg (0,4mg)
frequência	Tomar suplemento diariamente
duração	Durante a gravidez, a suplementação com ferro e FA deve começar o mais cedo possível.

30 mg de ferro elementar equivalem a 150 mg de sulfato ferroso hepta-hidratado, 90 mg de fumarato ferroso ou 250 mg de gluconato ferroso (**WHO/CDC, 2008**).

Folato e lactação:

O aleitamento materno é considerado o método ideal de alimentação dos bebés. No leite humano, a principal forma de folato é o 5-metilTHF (**Lindzon et al., 2007**). A concentração de folato parece variar consideravelmente (variando de 50-320 nmol/L). As concentrações de folato são minimamente influenciadas pelo estado do folato materno (**Lindzon et al., 2007**).

A necessidade média estimada para as mulheres lactantes é calculada como a ingestão de folato necessária para substituir o folato segregado diariamente no leite humano, para além da quantidade necessária para manter o nível de folato materno. A DDR para as mulheres lactantes foi, por conseguinte, fixada em 0,5 mg/dia de FDES (**Lindzon et al., 2007**).

Preditores da utilização subóptima do AF:

A utilização periconcepcional de AF continua a ser um desafio substancial para a saúde pública. A nível mundial, menos de 50% das mulheres declaram tomar suplementos de AF periconcepcionais (**De Jong et al., 2005**). Este facto pode dever-se a várias razões. Cerca de 50% de todas as gravidezes não são planeadas (**Han et al., 2005**). Além disso, embora o aumento da consciencialização seja, sem dúvida, essencial, é a mudança de comportamento individual que, em última análise, é necessária para aumentar a adesão. Um programa de mudança de comportamento com um sistema de apoio eficaz, como incentivos concretos e acompanhamento pessoal, seria uma melhor conceção para produzir uma mudança a longo prazo **(Al-Wassia, & Shah, 2010).**

Implicações para a prática e direcções futuras:

Uma prática que melhore o nível de folato no período periconcepcional deparase com dilemas cruciais, incluindo a melhor forma de o administrar, a determinação da dose mínima eficaz para a prevenção de DTN e a forma de correlacionar o folato sérico ou das hemácias com o resultado pretendido. A hereditariedade multifatorial complica ainda mais o quadro, havendo ainda casos que não respondem à AF **(Al-Wassia.& Shah,2010).**

Strategies to Increase Folate/FA Intake in Women (Estratégias para aumentar a ingestão de folato/FA nas mulheres):

Aproximadamente 15% das mulheres grávidas desenvolvem complicações graves que podem ser evitadas, e milhões de recém-nascidos não sobrevivem à primeira semana de vida devido à ausência ou à falta de cuidados de saúde prénatais adequados. A suplementação de ácido fólico nas mulheres foi, por conseguinte, introduzida para resolver dois problemas principais: a anemia materna e as DTN **(British Nutrition Foundation Nutrition Bulletin, 2004).**

1-Promoção da saúde para melhorar o conhecimento e a sensibilização relativamente à FA:

As iniciativas oficiais de educação para a saúde têm promovido a suplementação com ácido fólico e uma dieta rica em folato através dos meios de comunicação social, incluindo televisão, jornais e artigos de revistas em todo o mundo **(CDC, 2010).** As campanhas de saúde pública destinadas a aumentar a sensibilização, os conhecimentos e a utilização periconcepcional de AF devem concentrar-se na utilização de métodos de intervenção adequados em todo o mundo **(Narasimhan, 2012).**

2-Fortificação com AF:

A fortificação de alimentos é a prática de adicionar vitaminas ou minerais sintéticos aos produtos alimentares para aumentar o consumo dietético de certas vitaminas e minerais. Atualmente, 57 países têm regulamentos para a fortificação obrigatória da farinha de trigo com FA **(Iniciativa de Fortificação da Farinha, 2008).**

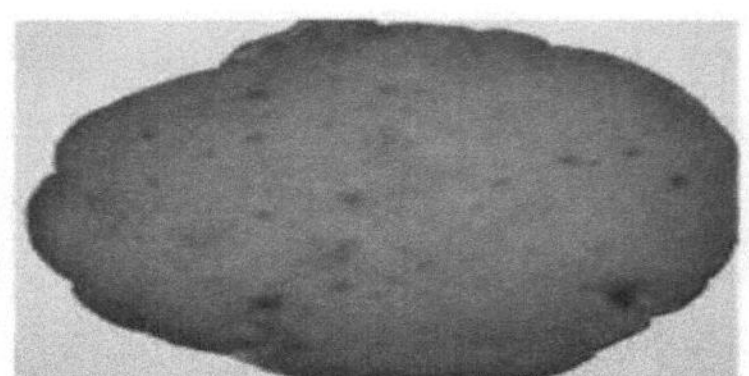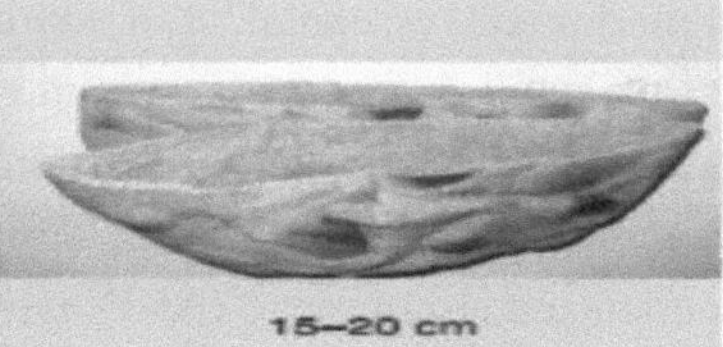

Figura 7: Pão pita egípcio tradicional (à esquerda de cima, à direita aberto) Fonte: **(Hefni et al., 2010).**

Não estão disponíveis dados representativos da ingestão de folato no Egito, mas estimou-se que os alimentos de cereais poderiam contribuir para 60% da ingestão diária de folato **(Hefni et al., 2010).** Recentemente, em 2010, o Egito introduziu a fortificação obrigatória de FA e ferro na farinha usada para a produção de pão pita subsidiado (fig. 7) para reduzir a incidência de NTDs e anemia. O pão pita egípcio com teor de folato melhorado de 50 mg/100 g (comparado com 30 mg/100 g usando farinha de trigo nativa) pode ser produzido adicionando 50% de farinha de trigo germinada peneirada (GWF) **(GAIN, 2009).** O consumo deste pão aumentaria a ingestão média diária de folato em aproximadamente 75 mg **(Hefni et al., 2012).**

Desde 2011, toda a farinha de trigo usada na cozedura do pão Baladi subsidiado nas 27 províncias foi fortificada com ferro e FA. Consequentemente, este resultado do programa pode ser visto como uma contribuição para os objectivos de desenvolvimento do milénio 4 e 5, nomeadamente, reduzir a mortalidade infantil e melhorar a saúde materna **(El hakim et al., 2013).** A fortificação tem lugar ao nível do moleiro. Existem mais de 150 linhas de produção que cobrem as necessidades da nação e fornecem mais de 18.000 padarias com mais de 17.000 MT de farinha fortificada todos os dias. O pão subsidiado é oferecido através de padarias locais, e as suas localizações destinam-se a comunidades de baixo rendimento **(El hakim et al., 2013).**

Benefícios da fortificação:

As taxas mais recentes de prevalência de espinha bífida e anencefalia nos Estados Unidos, comunicadas em 2006, foram de 3,05 e 1,56 por 10 000 nados-vivos, respetivamente **(NTDs ascertainment project, 2010).** Por outro lado, a incidência de espinha bífida em países nos quais a fortificação de produtos de cereais enriquecidos com folato não é obrigatória ou aprovada oficialmente foi de 5,32 por 10 000 nados-vivos **(ICBDSR Center, 2009).** Além disso, a fortificação com FA diminuiu a prevalência de fendas orais-faciais **(Yazdy& Xing, 2007),** reduziu o risco de acidente vascular cerebral **(Clarke et al., 2010),** reduziu as taxas de um cancro infantil chamado tumor de Wilms **(Grupp et al., 2011),** abrandou a perda óssea "osteoporose", talvez através da diminuição da homocisteína **(Carlton, 2011)**, atrasou a menopausa ou aliviou os seus sintomas, e reduziu os efeitos secundários da reposição de estrogénio **(Carlton, 2011)**. Também diminui a incidência de cancro da mama **(Ericson et al., 2007)**.

Potenciais efeitos adversos da fortificação

A fortificação com ácido fólico está associada a: Piora da função cognitiva **(Ford et al., 2012)**, aumenta o risco de gerar gémeos **(Muggli et al., 2007)**, maior grau de resistência à insulina **(Yajnik, 2008)**. Há poucas provas de mascaramento ou exacerbação de neuropatias **(Wyckoff &Ganji, 2007)**.

A ingestão elevada de FA no início da gravidez também tem sido associada a um aumento da frequência do alelo 677T da metilenotetrahidrofolato redutase no feto **(Lucock & Yates, 2005)**. A presença desta variante genética tem sido associada a doenças crónicas como a depressão, a esquizofrenia, a perturbação bipolar, a asma e a pieira numa fase posterior da vida **(Haberg et al., 2009)**. Por outro lado, a ingestão periconcepcional de FA >0,4mg/d foi recentemente associada a melhorias na metilação da citosina-guanina na região diferencialmente metilada (DMR) do fator de crescimento semelhante à insulina (IGF2) que regula o imprinting do IGF2 em crianças. A perda de impressão nesta DMR do IGF2 tem sido associada a um maior risco de perturbações de crescimento excessivo na infância **(Steegers et al., 2009)** e de cancro do cólon na idade adulta **(Cui et al., 2003)**.

3-A inclusão de campanhas de planeamento familiar na rotina dos serviços de saúde pública poderia evitar o elevado número de casos de gravidezes não planeadas, permitindo assim o início da suplementação antes da gravidez e durante todo o período crítico da embriogénese **(Lana et al., 2011)**.

Capítulo IV

Modelo de Crenças sobre Saúde

O termo "saúde" foi adotado pela Organização Mundial de Saúde em 1946, que definiu a saúde como um "estado de completo bem-estar físico, mental e social e não apenas a ausência de doença ou enfermidade" **(Davies & Macdowall, 2006).**

Dependendo do facto de que, o comportamento de um indivíduo é influenciado em parte, pelo seu conhecimento e atitude em relação ao comportamento. Por conseguinte, a informação sobre o conhecimento e as atitudes é útil, uma vez que permite identificar potenciais barreiras ao comportamento e à mudança de comportamento e direcionar adequadamente as intervenções **(Observatório Nacional da Obesidade, 2010).** As crenças referem-se à perceção ou à compreensão do objeto de uma atitude. A pessoa, ou o perceptor, associa certas caraterísticas a um objeto, e isso faz parte da sua crença. Estas caraterísticas e as suas associações formam crenças sobre os objectos **(Fishbein, 2006).** No caso das crenças de saúde, é a perceção das caraterísticas e experiências associadas à saúde ou à doença que formam o sistema de crenças **(Shahed, 2008).**

Compreender os comportamentos de saúde

Em 1966, Kasl e Cobb definiram os comportamentos de saúde como -qualquer atividade empreendida por uma pessoa que se julga saudável com o objetivo de prevenir uma doença ou de a detetar numa fase assintomática **(Wheeler, 2010).**

O modelo de crenças sobre a saúde foi concebido como um modelo psicológico para ajudar a explicar e a prever a adoção de comportamentos relacionados com a saúde no que diz respeito aos serviços de saúde. Foi desenvolvido na década de 1950 (e posteriormente alargado) pelos psicólogos sociais Hochbaum, Rosen Stock e Kegels, que trabalhavam nos Serviços de Saúde Pública dos EUA, para ajudar a compreender a razão pela qual as pessoas não participavam nos programas de deteção e prevenção da tuberculose **(Lindsey et al., 2009).** O modelo foi modificado em 1977 por Baker e outros, e novamente modificado em 1982 por Pender. O modelo de crenças de saúde tem sido uma das teorias de mudança de comportamento de saúde mais utilizadas na educação para a saúde, na promoção da saúde e na prevenção de doenças **(Jones & Bartlett, 2010).**

O Modelo de Crenças sobre a Saúde baseia-se na expetativa de valor, o que significa que os comportamentos podem ser previstos pelos resultados que uma pessoa espera desse comportamento e pelo valor que atribui a esse resultado **(Strecher e Rosenstock, 1997).**

Na sua essência, o modelo sugere que a probabilidade de um indivíduo tomar medidas para um determinado problema de saúde se baseia na interação entre quatro tipos de crenças. O modelo prevê que os indivíduos tomarão medidas para proteger ou promover a saúde se: Se considerarem que são susceptíveis a uma condição ou a um problema, se acreditarem que este terá consequências potencialmente graves, se acreditarem que existe um curso de ação disponível que reduzirá a sua suscetibilidade ou minimizará as consequências, e se acreditarem que os benefícios da ação superarão os custos ou as barreiras **(Maggie, &Wendy, (2006).**

Figura 8: O Modelo de Crenças sobre Saúde.

Percepções individuais factores que modificam a probabilidade de ação

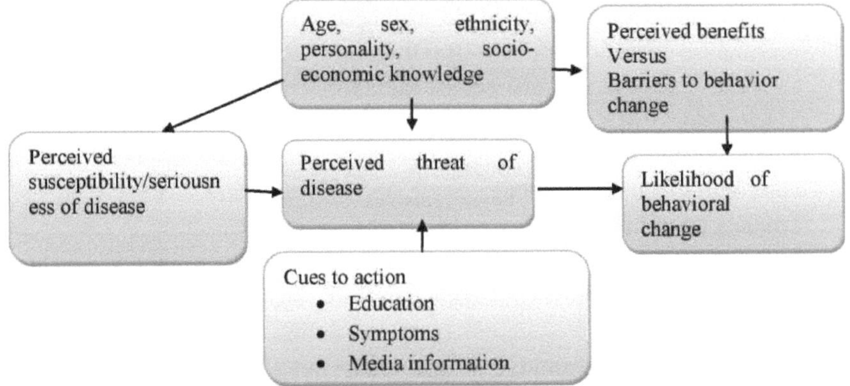

Referência: (Glanz et al., 2008)

Os conceitos do HBM foram derivados da teoria de campo de Lewin de 1951, e colocaram a hipótese de que o comportamento de um indivíduo depende de duas variáveis: o resultado da mudança de comportamento terá valor para o indivíduo, e o indivíduo acredita que a sua mudança de comportamento resultará no resultado identificado **(Jones & Bartlett, 2010).**

De acordo com a HBM, o facto de uma pessoa adotar ou não comportamentos de promoção da saúde, ou tomar uma medida preventiva, será determinado pelo resultado das avaliações de dois tipos de aspectos que ela faz sobre a situação. O primeiro aspeto, a ameaça percebida, é uma combinação da perceção subjectiva de uma pessoa do seu risco de desenvolver uma doença ou uma condição (suscetibilidade percebida) e da sua perceção subjectiva da gravidade ou seriedade de contrair uma doença ou condição (gravidade percebida) **(Bartholomew et al., 2006).**

Os modificadores da perceção da ameaça incluem factores demográficos como a idade, o sexo, a etnia, a situação socioeconómica, os conhecimentos e as pistas para a ação (conhecimentos, campanhas nos meios de comunicação social, histórias e mensagens sobre o risco para a saúde e as medidas a tomar, o diagnóstico e os conselhos de um médico e os sintomas de uma doença ou perturbação **(Abraham & Sheeran, 2005).**

O segundo aspeto do modelo centra-se na avaliação que uma pessoa faz de um comportamento", os prós e os contras ou as possíveis vantagens ou desvantagens de tomar uma ação. A avaliação do comportamento é composta por duas crenças: os benefícios e/ou a eficácia do comportamento de saúde recomendado e as barreiras e/ou custos do comportamento recomendado. O modelo de crenças de saúde postula que, se as percepções de uma pessoa sobre os benefícios da ação aconselhada superarem as barreiras e os custos de tomar a ação, e se a ameaça percebida for adequada, então uma pessoa adoptará o comportamento recomendado. A componente de avaliação comportamental é essencialmente uma análise de custo/benefício (**Bartholomew et al., 2006**).

As crenças de saúde de uma pessoa são a força motriz dos seus comportamentos relacionados com a saúde. A forma como estas crenças funcionam pode ser vista de duas maneiras: as percepções e as crenças sobre a ameaça, bem como os prós e os contras (**Sarafino, 2006**).

Ameaça percebida:

O que a pessoa acredita sobre a ameaça e como a avalia e entende é influenciado pelos seguintes factores: Gravidade percebida, suscetibilidade percebida e pistas para a ação.

Gravidade percepcionada: A gravidade que a pessoa sente do problema determina a sua ação futura. Quanto maior for a gravidade percebida do problema, maior será a probabilidade de tomar a sua medida preventiva (**Cunningham et al, 2005**).

Suscetibilidade percebida; As percepções e crenças de uma pessoa relativamente à vulnerabilidade a uma doença ou a qualquer outro problema de saúde negativo desempenham um papel importante na determinação de um movimento na direção positiva e na intensidade com que a ação é tomada (**Glanz et al., 2008**).

Pistas para a ação; a terceira variável que afecta as crenças de saúde e os consequentes comportamentos de saúde envolve não só o protagonista, mas também a comunidade. É mais provável que uma pessoa adopte medidas de prevenção da doença, de gestão da doença e/ou de melhoria da saúde se existirem à sua volta determinados estímulos que a levem a agir. Assim, se as pessoas receberem informações sobre perigos para a saúde, doenças ou outras ameaças ao seu bem-estar, e sobre possíveis formas de melhorar o seu estado de saúde, é mais provável que tomem medidas preventivas (**Pender et al., 2011, e Abraham & Sheeran, 2005**).

Prós e contras percebidos

O desenvolvimento de crenças sobre os prós e os contras de uma ação relacionada com a saúde também envolve uma série de considerações. A este respeito, são efectuados principalmente dois tipos de avaliações: Avaliação dos benefícios e avaliação dos custos ou barreiras **(Sarafino, 2006).**

Avaliação dos benefícios; As pessoas têm as suas próprias crenças sobre as vantagens de uma ação em consideração. Esta ação pode ser o resultado da própria experiência da pessoa, do conhecimento disponível ou das recomendações de um médico **(Glanz et al., 2008).**

Avaliação dos obstáculos: Para além de estimar os potenciais benefícios de uma ação orientada para a saúde, a pessoa avalia também os possíveis obstáculos à ação ou decisão, bem como os custos que esta pode implicar. Estes obstáculos e custos podem envolver o seguinte: Considerações financeiras, consequências psicossociais e considerações físicas **(Sarafino, 2006).**

As considerações financeiras, ou seja, se a pessoa pode ou não pagar as despesas de saúde e quanto pode pagar, afectam a sua decisão final a este respeito. As consequências psicossociais de uma ação constituem obstáculos significativos a uma decisão em matéria de saúde, devido à reação negativa esperada da família, dos amigos e dos colegas de trabalho. As considerações físicas são outro obstáculo prático a uma ação de saúde, como viajar longas distâncias ou passar horas numa sala de espera de um médico.

Outras variáveis

Através da evolução da teoria, foram acrescentados conceitos mais recentes, como a auto-eficácia e a confiança na capacidade de agir, para ampliar e aprofundar o modelo numa variedade de contextos de prática (**Universidade de Twente, 2010).**

Em termos gerais, o modelo de crenças sobre a saúde pode ser utilizado em três áreas: comportamentos preventivos de saúde, comportamentos de doença e utilização clínica num consultório médico. Os comportamentos preventivos em matéria de saúde podem ainda ser classificados em comportamentos de promoção da saúde, como a prática de exercício físico e uma alimentação saudável, e em comportamentos de risco para a saúde, como o uso de preservativos, a vacinação e a cessação do tabagismo. Os comportamentos doentios referem-se à adesão a regimes específicos que melhoram um estado de doença, como a adesão e a persistência na medicação **(Abraham & Sheeran, 2005).**

O modelo de crenças de saúde pode ser aplicado a comunidades, mas na maioria das vezes centra-se em comportamentos de saúde pessoais. Em resumo, o HBM considera que o comportamento de saúde é estabelecido pela apreciação de uma pessoa sobre um problema de saúde potencialmente prejudicial e pela compreensão de que os efeitos adversos podem ser evitados ou minimizados **(Weld et al., 2008).**

O modelo de crenças sobre a saúde pode ser utilizado para orientar a análise das atitudes, comportamentos e crenças das mulheres em relação ao folato e detetar técnicas educativas adequadas. O modelo identifica tanto as áreas específicas que devem ser alvo de educação (ou seja, a suscetibilidade percebida, a gravidade percebida, os benefícios percebidos, as barreiras percebidas e os constructos de auto-eficácia) como as abordagens educativas úteis (ou seja, as pistas para a ação). A utilização da HBM para direcionar uma campanha sobre o folato e fornecer mensagens educativas relevantes para o público-alvo tem mais probabilidades de aumentar a intenção da população de seguir a dieta **(Kloeblen & Batish, 1999).**

Capítulo V

O papel da enfermagem na educação das mulheres sobre a AF e os

seus benefícios

A nutrição desempenha um papel essencial no desenvolvimento de uma gravidez saudável. A mulher grávida não só precisa de conhecer os elementos nutricionais essenciais, como também deve ser capaz de avaliar e modificar a sua dieta tendo em vista o desenvolvimento do feto e a sua própria manutenção nutricional **(Olsen, 2008)**. Os enfermeiros precisam de estar alerta para o seu papel vital como disseminadores desta informação às mulheres de quem cuidam **(DeRosset et al., 2009).**

O papel do enfermeiro como professor e educador:

A orientação em matéria de nutrição, segurança e comportamentos de bem-estar geral, a identificação e a prevenção de comportamentos de alto risco são obrigações profissionais do enfermeiro. Uma vez que a educação sobre o consumo de folato é uma componente importante da prevenção das DTN, os enfermeiros encontram-se numa posição-chave para levar a cabo a educação para a saúde, uma vez que são os prestadores de cuidados de saúde que têm um contacto contínuo com as mulheres e são, normalmente, a fonte de informação mais acessível para as pacientes. Para facilitar este processo, os enfermeiros podem atuar como professores e educadores relativamente à ingestão alimentar, à gestão do peso e às práticas nutricionais potencialmente prejudiciais **(Houghton, 2009).**

Os enfermeiros devem sugerir que as mulheres tornem o consumo de folato parte da sua rotina diária, colocando-os perto da escova de dentes, das teclas do computador ou da máquina de café, e tomando-os com a comida ou antes de se deitarem **(Dobson et al, 2006)**. Desfazer também o mito de que as multivitaminas fazem ganhar peso. Educar as mulheres para tomarem um suplemento diário de 0,4 mcg de FA, começando antes de engravidarem e continuando durante toda a gravidez (0,4 mg de FA adequado, mas os comprimidos financiados estão disponíveis nas dosagens de 800 mcg ou 5 mg) **(Dobson et al, 2006),** escolher um suplemento que contenha

FA (por exemplo, cereais de pequeno-almoço fortificados e extrato de levedura), e consumir alimentos e bebidas ricos em folato (por exemplo, ervilhas e feijão e sumo de laranja) **(National Institute for Health, 2008).**

O papel do enfermeiro como conselheiro:

A gravidez é considerada um período de saúde, não de doença. As actividades de promoção e manutenção da saúde são fundamentais para promover um resultado ótimo para a mulher e o seu feto. O objetivo é garantir que as mulheres atinjam um bom estado nutricional antes, durante e entre as gravidezes para otimizar a sua própria saúde e reduzir o risco de complicações na gravidez, defeitos congénitos e o aparecimento de doenças crónicas nos seus filhos **(Stotland et al., 2005).**

O enfermeiro deve assumir o papel de proprietário e liderar o aconselhamento de saúde pré-concecional **(AJOG, 2008).** Aconselhar as mulheres que deram à luz recentemente sobre o risco de dar à luz bebés com resultados adversos se as gravidezes forem excessivamente curtas ou longas **(Zhu, 2004).**

Para que os prestadores de cuidados de saúde possam aconselhar as mulheres com sucesso, têm primeiro de compreender os factores comportamentais que influenciam a adesão da mulher. Como **Fishbein e Cappella (2006)** afirmam, os funcionários da saúde pública devem compreender as crenças que afectam a adesão dos clientes aos regimes de suplementação. *A persuasão verbal* envolve dar sugestões para incentivar o uso de multivitamínicos.

O papel do enfermeiro como prestador de cuidados:

Enquanto prestador de cuidados, o enfermeiro inclui, de forma competente, comportamentos de prestação de cuidados que respondem a todas as necessidades físicas, psicossociais e espirituais da mulher e da família. Através de uma avaliação cuidadosa das três categorias de necessidades, do diagnóstico da resposta ao evento de saúde, do planeamento de intervenções que promovam os pontos fortes e o acompanhamento, e da avaliação da transição para alcançar o resultado mais eficaz, eficiente e desejável **(Ward e Hisley, 2009).**

O enfermeiro deve obter um historial nutricional de todas as mulheres grávidas em idade fértil. Essa informação inclui perguntas sobre padrões alimentares; alterações no apetite, mastigação, deglutição e paladar; presença de vómitos, diarreia ou obstipação; alergias e intolerâncias alimentares; e comportamentos de autocuidado. Para além destas questões, o enfermeiro precisa de obter informações específicas relacionadas com a gravidez, incluindo: Alimentos preferidos durante a gravidez, que podem fornecer informações sobre factores dietéticos culturais e ambientais, e dietas especiais, que ajudarão o enfermeiro a planear a educação ou intervenções para factores de risco associados a práticas dietéticas, desejos ou aversões a alimentos específicos **(Dudek, 2006).**

Fornecer *feedback fisiológico*, como discutir os benefícios fisiológicos da utilização de multivitaminas, como o crescimento das unhas e do cabelo e o aumento dos níveis de energia, bem como a forma de diminuir quaisquer efeitos secundários negativos do consumo de multivitaminas. Incentivar as mulheres a tomar multivitaminas ao fim do dia, ao deitar, para evitar náuseas, pode ser útil. Além disso, recomenda-se a toma diária de suplementos orais de ferro e FA como parte dos cuidados pré-natais para reduzir o risco de baixo peso à nascença, anemia materna e deficiência de ferro **(Rankin, et al., 2005).**

O papel do enfermeiro na minimização das ameaças ao embrião e ao feto em desenvolvimento:

Os enfermeiros prestam cuidados holísticos à unidade familiar. O enfermeiro deve avaliar os riscos ambientais e de estilo de vida que possam prejudicar o feto ou a mãe. As avaliações contínuas devem incluir a avaliação dos conhecimentos da mulher, dos padrões de estilo de vida, das condições ambientais e do bem-estar físico e psicossocial. A redução dos riscos materno-fetais e a ajuda para garantir o nascimento de um recém-nascido saudável de uma mãe saudável continuam a ser o objetivo essencial durante toda a gravidez **(Bulechek et al., 2008).**

Os enfermeiros são frequentemente os primeiros prestadores de cuidados de saúde a encontrar mulheres com problemas pré-concepcionais e pré-natais. Os enfermeiros desempenham um papel importante no início do processo de aconselhamento pré-concecional e no encaminhamento das mulheres e dos seus maridos para outros testes genéticos, quando indicado **(Wynbrandt & Ludman, 2008).**

Capítulo VI

Sujeitos e métodos

O presente estudo foi realizado com o objetivo de avaliar os conhecimentos e a perceção das mulheres relativamente aos benefícios da ingestão de AF antes e durante a gravidez, de acordo com a HBM.

Conceção da investigação:

Optou-se por um estudo descritivo de carácter transversal.

Definição:

O estudo foi efectuado em unidades de cuidados pré-natais pertencentes a 5 locais na cidade de Beni-Sueif. Estes locais incluem: três centros de cuidados de saúde primários (PHC), a Universidade de Beni-Sueif e o Hospital Geral.

Tamanho da amostra

Não foi realizado nenhum estudo sobre o conhecimento e o consumo de FA adicional entre as mulheres em idade fértil no Egito. Ao estimar a verdadeira prevalência do conhecimento dos FA na população feminina em geral, partiu-se do princípio de que esta seria aproximadamente próxima dos números anteriormente comunicados. No Reino Unido, 21-48% utilizam a FA, no Irão 27. 6% tinham conhecimentos sobre a importância da AF e 20,12% utilizam-na **(Nosrat et al., 2012)**, no Dubai 88. 1% utilizam-na em algumas ocasiões **(Wilton et al., 2009)**. A prevalência da utilização no Egito é desconhecida, pelo que a prevalência média foi de 50%. O tamanho da amostra foi selecionado por amostragem intencional conveniente pelo pacote estatístico EPI INFO, 2000, de acordo com a equação para o tamanho da amostra para o desenho do estudo descritivo, **n = Z_i -α/2p (1-p)/d2 (Bhalwar et al 2009).** O tamanho total da amostra foi de 380 mulheres registadas nos PHCs, na Universidade de Beni-Sueif e no hospital geral que procuravam cuidados pré-natais. O tamanho da amostra foi aumentado para 500 para aumentar o poder do estudo e para salvaguardar contra quaisquer itens em falta no questionário e obter resultados mais informativos.

Disciplinas e Métodos ""="======"==="="""="==="========="=="======="==="^^

Ferramentas do estudo

Questionário de entrevista semi-estruturado:

Depois de rever a literatura e as investigações relevantes para o presente estudo, foi concebido um questionário de entrevista semi-estruturado e as perguntas foram modificadas a partir de uma versão de um questionário de FA do CDC (encontrado em http://www.cdc.gov/ncbddd/folicacid/quiz.html).(CDC,2010)".

Este questionário consistia em diferentes grupos de perguntas para avaliar os conhecimentos das mulheres relativamente aos benefícios da ingestão de ácido fólico antes e durante a gravidez. As perguntas abrangiam os pontos principais sobre o folato e a saúde. Também a perceção relacionada com o comportamento de ingestão de AF de acordo com a HBM.

A primeira parte era a obtenção:

1- Dados sócio-demográficos (como idade, consanguinidade, educação da mãe, profissão e tipo de família).

2- Antecedentes médicos: antecedentes de doenças crónicas como hipertensão, diabetes mellitus, anemia... etc.

3- Antecedentes obstétricos (tais como antecedentes de complicações de gravidez anteriores como: aborto, nado-morto e malformações congénitas entre os seus filhos e na família mais próxima, número de paridade, gravidade e período da gravidez anterior).

A segunda parte envolvia perguntas sobre:

1- Sensibilização para o ácido fólico entre as mulheres em idade fértil: A sensibilização é medida com base na resposta "sim" à pergunta: "Já ouviu falar de folato e ácido fólico?

2- Conhecimento da FA entre as mulheres em idade fértil. Avaliar os conhecimentos dos participantes sobre o ácido fólico. As perguntas abrangiam os pontos principais sobre o folato e a saúde.

Para efeitos do estudo, "conhecimentos gerais" é indicado se o inquirido mencionou a prevenção de malformações congénitas na sua resposta.

O **sistema de pontuação** dos conhecimentos das mulheres foi desenvolvido pelo investigador. A pontuação total do conhecimento é igual a 18 pontos, cada resposta correta tem 2 pontos; a resposta incompleta tem 1 ponto, enquanto a errada tem zero. A pontuação total do conhecimento foi classificada como:

- Um conhecimento inferior a 60% foi considerado inadequado.

- 60% ou mais foi considerado como conhecimento adequado.

3-Prática de utilização de FA (pré e pós-conceção), O consumo de uma vitamina que contenha FA incluía perguntas sobre a história passada e presente da ingestão de FA.

A utilização de ácido fólico foi registada em 3 categorias:

1. Utilização adequada - utilização relatada antes e durante a gravidez.

2. Utilização subadequada - utilização relatada apenas antes ou durante a gravidez.

3. Nunca utilizado - referiu não tomar suplementos antes e durante a gravidez.

Avaliação da conformidade:

- Auto-relato de adesão e cumprimento: Os questionários sobre a adesão ao FA foram obtidos através da pergunta às mulheres estudadas: quantas vezes se esqueceu ou optou por não tomar os seus comprimidos de FA? **(CDC, 2007).**

- Adesão à contagem de comprimidos: As mulheres foram consideradas cumpridoras se tomaram 65% ou mais dos suplementos prescritos, o que significa que tomaram os suplementos pelo menos 4 dias por semana. Uma definição semelhante de adesão foi utilizada em estudos anteriores baseados em dados de adesão auto-relatados **(Jasti et al., 2005).**

Adesão à contagem de comprimidos=

Número de comprimidos tomados no último mês

X100

Número de comprimidos prescritos no último mês

4-Oportunidade de receber aconselhamento atempado sobre a suplementação de AF antes da gravidez, A contemplação da gravidez foi gerada a partir de perguntas feitas às mulheres para descreverem a sua experiência e planos de gravidez.

5-Aconselhamento sobre a ingestão de AF antes da conceção.

A terceira parte: Modelo de crenças de saúde.

O modelo de crenças de saúde pressupõe que o comportamento depende dos resultados esperados de uma ação e do valor que um indivíduo atribui a esses resultados. Compõe-se de 18 itens que incluem todos os constructos do HBM, que são: 1) suscetibilidade percebida, 2) gravidade percebida, 3) benefícios percebidos, 4) barreiras percebidas, 5) auto-eficácia e 6) pistas para a ação. A forma como uma pessoa se relaciona com cada uma destas áreas é preditiva da probabilidade de se envolver ou não num determinado comportamento.

A primeira secção incluía 4 afirmações sobre a perceção da suscetibilidade, que se refere a crenças sobre a probabilidade de contrair uma doença ou condição, como Se eu quiser engravidar, o meu bebé pode ficar doente sem eu saber. Para aplicar esta componente, poder-se-ia perguntar: até que ponto é que as mulheres sentem que a sua gravidez irá resultar em DTN? O modelo de crenças de saúde prevê que as mulheres terão maior probabilidade de aderir à recomendação de FA se sentirem que são susceptíveis de ter um bebé com defeitos congénitos **(Glanz et al., 2008).** A pontuação total para a suscetibilidade percebida variou de 4-24.

A segunda secção incluía 3 afirmações sobre a perceção da gravidade, que se refere à gravidade de um problema de saúde, tal como avaliada pelo indivíduo. Em

Para abordar a perceção da gravidade no que se refere às DTNs, é preciso analisar quais são os efeitos graves das DTNs? Isto inclui as preocupações financeiras relacionadas com os cuidados a prestar a uma criança com DTN e os custos psicológicos e emocionais para todos os membros da família. A gravidade do defeito depende do nível em que o tubo neural não consegue fechar-se com o controlo motor, incluindo a perturbação dos intestinos e da bexiga que a criança possa ter. Por exemplo: Ter um bebé com uma malformação congénita afectaria negativamente a minha vida social, a minha família e a minha capacidade de ir à escola ou trabalhar **(Saslow et al., 2002).** A pontuação total para a perceção da gravidade variava entre 3 e 18.

A combinação da suscetibilidade percebida e da gravidade percebida é considerada uma ameaça ou, mais genericamente, o medo de uma doença ou de um problema de saúde.

A terceira secção incluía uma declaração sobre os benefícios percebidos. Para abordar os benefícios percebidos do consumo de multivitaminas, é preciso considerar o que se acredita serem esses benefícios: Melhorar a minha dieta para incluir mais alimentos ricos em folato (legumes, citrinos, feijão, cereais) poderia fazer-me sentir melhor e ser uma pessoa mais saudável em geral. A pontuação total para a perceção dos benefícios foi de 6.

A quarta secção incluía 5 afirmações sobre as barreiras percebidas à ação, que se referem aos aspectos negativos das acções orientadas para a saúde e/ou que suscitam incentivos contraditórios para evitar a ação. As barreiras percebidas podem atuar como impedimentos à adoção dos comportamentos recomendados. Ocorre uma espécie de análise de custo-eficácia sem consciência, em que os indivíduos ponderam os benefícios esperados da ação com as barreiras percebidas, como por exemplo, pode ajudar-me, mas pode ser caro, ter efeitos secundários negativos e ser desagradável, inconveniente ou demorado. Assim, os níveis combinados de suscetibilidade e gravidade fornecem a energia de força para agir e a perceção dos benefícios (menos a barreira) fornece um caminho de ação proposto **(Glanz et al.,2008)** como: Os meus amigos e familiares não iriam gostar das mudanças na minha dieta se eu tentasse comer alimentos ricos em folato.

Embora estes obstáculos e benefícios possam estar relacionados com a saúde, muitas vezes não estão. Em vez disso, podem estar associados, em maior grau, ao ambiente, ao estilo de vida ou ao meio social de cada um. A pontuação total das barreiras percepcionadas variava entre 5 e 30.

A quinta secção incluía duas afirmações sobre a auto-eficácia, que é definida como a convicção de que se pode executar com êxito o comportamento necessário para produzir os resultados **(Universidade de Twente, 2010).** Para que a mudança de comportamento seja bem sucedida, as pessoas devem sentir-se ameaçadas pelo seu padrão comportamental atual (suscetibilidade e gravidade percebidas) e acreditar que a mudança de um tipo específico resultará num resultado valorizado a um custo aceitável (benefício percebido). Depois, também têm de se sentir competentes (auto-eficazes) para ultrapassar as barreiras percebidas e tomar medidas. Neste estudo, se as mulheres grávidas obtiveram pontuações elevadas de auto-eficácia, serão mais capazes de adotar comportamentos de saúde como a utilização de multivitaminas? Sinto que seria capaz de seguir uma dieta rica em folato se quisesse. A pontuação total da auto-eficácia variava entre 2 e 12.

Várias informações iniciais do HBM incluíam o conceito de pistas que podem desencadear acções. A prontidão para a ação (suscetibilidade percebida e benefícios percebidos) só poderia ser potenciada por outros factores, nomeadamente por pistas para instigar a ação, como acontecimentos corporais ou acontecimentos ambientais, como a publicidade nos meios de comunicação social **(Glanz et al., 2008).** A sexta secção incluía 3 afirmações sobre pistas para a ação. Por exemplo, seria mais provável que as mulheres tivessem um comportamento preventivo, como tomar FA, se fossem recordadas pelos seus familiares ou prestadores de cuidados de saúde: Se um amigo ou alguém que eu conheço me falasse sobre o folato, isso ajudar-me-ia a ter a certeza de que tomo bastante folato na minha dieta. A pontuação total das pistas para a ação variou entre 3 e 18.

Tabela (1): Descrição dos constructos do HBM.

Conceito	Definição	Aplicação
Perceção de suscetibilidade	Crença sobre a probabilidade de correr um risco ou de contrair uma doença ou condição.	Definir populações em risco, revelar; personalizar o risco com base nas caraterísticas ou no comportamento **da** pessoa.
Gravidade percebida	Crença sobre a gravidade de uma doença e das suas sequelas.	Especificar as consequências dos riscos e das condições.
Benefícios percebidos	Crença na eficácia da ação aconselhada para reduzir o risco ou a gravidade do impacto	Definir as medidas a tomar; como, onde, quando, clarificar os efeitos positivos a esperar.
Barreiras percebidas	Crença sobre os custos tangíveis e psicológicos da ação aconselhada	Identificar e reduzir as barreiras sentidas através de garantias, correção de informações erradas, incentivos e assistência.
Pistas de ação	Estratégias para ativar a "prontidão"	Fornecer informações sobre como proceder, promover a sensibilização, utilizar sistemas de aviso adequados.
Auto-eficácia	Confiança na capacidade de agir	Fornecer formação e orientação para a execução da ação recomendada, utilizar a definição progressiva de objectivos, dar reforço verbal, demonstrar os comportamentos desejados e reduzir a ansiedade.

O modelo de crenças de saúde é construído utilizando uma escala de likert que tem o nome do Dr. Rensis Likert, um sociólogo da Universidade de Michigan que desenvolveu esta técnica em 1932 como forma de medir as atitudes psicológicas de uma forma científica **(Uebersax, 2006)**. Neste estudo, esta escala é constituída por vários itens declarativos destinados a avaliar as crenças dos participantes sobre o folato. O questionário desenvolvido foi uma versão modificada do questionário HBM utilizado num estudo realizado por Kloeblen e Batish (1999), que se revelou preditivo da intenção de seguir permanentemente uma dieta rica em folatos em mulheres grávidas de baixos rendimentos e concluiu que a perceção dos benefícios era o fator mais preditivo da intenção de seguir uma dieta rica em folatos (intenção de folatos). Para tornar o questionário mais prático para utilização num período de tempo limitado, o questionário foi reduzido das 56 afirmações originais para 18 afirmações, omitindo afirmações redundantes. Foram também incluídas afirmações de todos os constructos do HBM.

Foi pedido aos inquiridos que indicassem o grau em que concordavam ou discordavam da opinião expressa na afirmação. Em seguida, a pontuação total de uma pessoa foi determinada pela soma das pontuações dos itens individuais para formar uma escala de classificação total. Os itens foram pontuados através da escala de likert com seis opções, de concordo totalmente (pontuação 6) a discordo totalmente (pontuação 1). Na condição inversa das respostas para o constructo barreiras percebidas, discordar absolutamente obteve 6 pontos e concordar absolutamente obteve 1.

O **sistema de pontuação** da perceção das mulheres foi concebido pelo investigador. O grau total de perceção é igual a 108 graus. A pontuação total da perceção foi classificada como:

-Abaixo de 60% foi considerado como perceção negativa.

-60% ou mais foi considerado como uma perceção positiva.

Uma pontuação total HBM mais elevada reflecte um maior apoio à probabilidade de uma mulher seguir uma dieta rica em folatos.

2- Projectos operacionais

Conceção administrativa:

Foi obtida uma autorização escrita, esclarecendo o objetivo do estudo, do diretor dos PHCs, da Universidade e do Hospital Geral. E as mulheres incluídas no estudo.

Técnica de recolha de dados:

Este estudo foi efectuado nas seguintes fases

A) A fase preparatória:

A fase preparatória é a primeira fase do estudo. O investigador realizou-a através da revisão da literatura local e internacional relacionada com os vários aspectos do problema de investigação. Isto orientou o investigador na preparação dos instrumentos de recolha de dados necessários. Os contextos de estudo propostos foram avaliados quanto ao número de mulheres que procuram cuidados pré-natais. Esta fase terminou com um estudo-piloto.

B) Estudo-piloto:

Foi efectuado um estudo-piloto com 10% das mulheres incluídas no estudo, o que equivale a 50, para verificar a pertinência dos instrumentos e estimar a duração do tempo necessário para preencher a ficha. A análise do estudo-piloto revelou que eram necessárias pequenas alterações. Estas alterações foram efectuadas e as mulheres incluídas no estudo-piloto foram incluídas na amostra total.

C) Fase de implementação:

A investigadora identificou-se perante os sujeitos e explicou-lhes a natureza do estudo, a sua importância e os procedimentos a realizar. A coleta de dados durou cerca de 45 minutos nos dias agendados para o atendimento pré-natal nos locais selecionados como: Sábados, segundas e quartas-feiras a partir das 9:00

Disciplinas   e   Métodos

""="======"=="="'"="===="========"=="======"===^^

da manhã até às 12:00 da tarde nas unidades pré-natais durante o período de janeiro de 2013 a agosto de 2013.

Ao rever as marcações das consultas pré-natais nos locais selecionados para o estudo, o investigador entrevistou as participantes cara a cara no dia da visita para responderem a um questionário nas clínicas pré-natais dos CSP, da Universidade e do Hospital Geral. Durante esta entrevista, o investigador esclareceu as mulheres sobre o objetivo do estudo e que o seu nível de conhecimento e perceção são muito importantes para que os prestadores de cuidados de saúde possam responder melhor às necessidades das mulheres grávidas. O questionário foi obtido e foram respondidas as perguntas que, em primeiro lugar, avaliavam os conhecimentos das participantes sobre o folato. Em seguida, o investigador forneceu às mulheres estudadas informações pormenorizadas e exactas sobre o folato, que incluíam educação para a saúde e distribuiu folhetos para as sensibilizar para a AF.

Esta educação para a saúde incluiu: A natureza da AF, sinais e sintomas da sua deficiência, complicações da sua deficiência durante a gravidez, e fontes nutricionais de folato, e responder às questões dos participantes relacionadas com este tema. Finalmente, o investigador avaliou os constructos do modelo HBM. O pesquisador construiu uma categorização para o conhecimento das mulheres estudadas sobre a ingestão de FA antes e durante a gravidez da seguinte forma: inadequado se <60% das perguntas foram respondidas corretamente, conhecimento adequado foi considerado se >60 das perguntas foram respondidas corretamente. O sistema de pontuação para a perceção também foi considerado negativo se <60% das afirmações foram respondidas corretamente, perceção positiva foi considerada se >60 das afirmações foram respondidas corretamente.

[Considerações éticas

Antes do início do estudo, foi obtido o consentimento escrito e informado das mulheres estudadas para a realização do estudo, a fim de proteger os seus direitos. As mulheres foram informadas de que podiam desistir do estudo em qualquer altura. Foi atribuído um número de identificação único (ID do sujeito) aos dados recolhidos de cada mulher para manter a confidencialidade.

Análise estatística:

Toda a análise estatística foi efectuada utilizando o pacote SPSS versão 20. Os dados recolhidos foram codificados e analisados. Foi calculada a estatística descritiva das variáveis.

Estatística Inferencial:

Após a conclusão da análise dos dados, estes foram apresentados em tabelas de frequência. O teste t de Student foi utilizado para a comparação das médias de dois grupos independentes. O teste do qui-quadrado foi utilizado para comparar a frequência e as percentagens das variáveis qualitativas. Foi efectuada uma análise de regressão para avaliar o efeito das variáveis independentes (caraterísticas das mulheres) nas variáveis dependentes (conhecimentos, perceção, consumo de AF). Este teste foi utilizado pelo facto de haver mais do que uma variável independente e três variáveis dependentes. A significância das variáveis foi classificada em:

N.S= Não significativo a p>0,05 *Significativo ligeiro a p<0,05

** Moderadamente significativo a p<0,01**   Altamente significativo a p<0,001

Capítulo VII

Resultados

O objetivo deste estudo é avaliar os conhecimentos e a perceção das mulheres relativamente aos benefícios da ingestão de AG antes e durante a gravidez, de acordo com a HBM. No total, 500 mulheres grávidas foram incluídas no estudo.

Os resultados deste estudo transversal descritivo são apresentados nas partes seguintes:

Part I: Caraterísticas das mulheres estudadas (quadro 1), página (57).

Part II: Conhecimento e compreensão do folato e do ácido fólico (quadro 2-3), página (58-59**).**

Part III: Conhecimento da AF entre as mulheres estudadas (tabela 4-7, fig. 1), página (60-64).

Part IV: Oportunidade de receber aconselhamento atempado sobre a suplementação de AF antes da gravidez (quadro 8), página (65).

Parte V: Ingestão de ácido fólico (pré e pós-conceção) (quadro 9-11, figura 2-3), página (66-71).

Parte VI: As percepções das mulheres estudadas relacionadas com o comportamento de tomada de FA de acordo com a HBM (tabela 12-13), página (72-74).

Parte VII: A relação entre as caraterísticas das mulheres estudadas e o seu conhecimento, ingestão e percepções relacionadas com o comportamento de tomar FA (tabela 14-22), página (75- 85).

Parte I: Caraterísticas das mulheres estudadas.

Tabela (1): Distribuição das mulheres estudadas de acordo com a sua caraterísticas sociodemográficas.

variável	Total (n=500)	
	Não.	**%**
Grupos etários		
18-24	213	42.6 %
25-34	243	48.6 %
35-45	44	8.8 %
M	**magra ±SD = 26,115 ± 5,515**	
Consanguinidade		
Sim	175	35.0 %
Não	325	65.0 %
Residência		
Urbano	115	23 %
Rural	385	77 %
Nível de escolaridade da		

mãe		
Analfabeto	154	30.8 %
Ler e escrever	108	21.6 %
Ensino secundário	197	39.4 %
Ensino universitário	37	7.4 %
Formação pós-graduada	4	0.8 %
Ocupação		
Mulher doméstica	467	93.4 %
Trabalho	33	6.6 %
Tipo de família		
Nuclear	204	40.8 %
Alargado	296	59.2 %

A Tabela (1) mostra que cerca de metade das mulheres estudadas (48,6%) tinham idades compreendidas entre os 25 e os 34 anos e a sua média de idades era de 26,115 ± 5,515, enquanto 65% não tinham consanguinidade com os maridos. De acordo com o local de residência, 77% das mulheres eram oriundas de zonas rurais, 39,4% tinham o ensino secundário e mais de 50% eram analfabetas ou sabiam ler e escrever. A maioria (93,4%) era dona de casa e 59,2% pertenciam à família alargada.

Parte II: Sensibilização e compreensão do folato e da AF.

Tabela (2): Distribuição das mulheres estudadas de acordo com o seu conhecimento e compreensão do folato e da AF.

Total=500		
Variável	**Não.**	**%**
Ouvir falar de FA.		
Sim	358	71.6%
Não	142	28.4%

Table (2)   ilustra que um pouco mais de dois terços (71,6%) das mulheres tinham conhecimento e compreensão da FA.

Tabela (3): Distribuição das mulheres estudadas de acordo com a descrição da AF.

Variável	**Total (n=500)**	
	Não.	**%**
Descrição da FA.		
Suplemento alimentar	104	20.8 %
Suplemento alimentar para a anemia	82	16.4 %
Suplemento alimentar para melhorar a saúde do feto e prevenir defeitos congénitos	86	17.2 %

Ferro, vitamina	41	8.2 %
Medicamentos	22	4.4 %
Não o conheço	142	28.4 %
Outros	23	4.6 %

Table (3)   demonstra que mais de um quarto das mulheres (28,4%) não o conhecia, enquanto 20,8% das mulheres descreveram o FA como um suplemento dietético, enquanto 17,2% o descreveram como um suplemento dietético para prevenir defeitos congénitos e, curiosamente, 4,6% descreveram o FA como [suplemento dietético para a prevenção de complicações na gravidez, suplemento dietético para ajudar na implantação do embrião, medicação para o tratamento de fetos fracos, suplemento de cálcio para a saúde da mãe e do feto e suplemento para uma melhor saúde da mulher].

Parte III: Conhecimento da FA entre as mulheres estudadas.

Tabela (4): Distribuição das mulheres estudadas de acordo com o seu conhecimento sobre a AF.

Total (n=500)		
Variável	**Não.**	**%**
nível de conhecimento		
Adequado	98	19.6 %
Inadequado	402	80.4 %

Table (4)   demonstra que a grande maioria das mulheres estudadas (80,4%) tinha um nível de conhecimento inadequado sobre a AF.

Tabela (5): Distribuição das mulheres estudadas de acordo com o seu conhecimento sobre os benefícios da AF "conhecimento geral"

Total (n=358)		
Variável	**Não.**	**%**
#Benefícios da FA durante a gravidez.		
Ajuda a garantir que as mulheres tenham um bebé saudável	163	32.6 %
Diminui o risco de DTNs	117	23.4 %
Ajuda o corpo a criar glóbulos vermelhos	136	27.2 %
Não sei	160	32.0 %

#Mais de uma opção foi selecionada.

É óbvio na tabela (5) que aproximadamente um terço das mulheres (32%) não sabia nada sobre os benefícios da AF durante a gravidez, enquanto apenas

23,4% tinham um conhecimento geral de que "a AF diminui o risco de DTNs".
Há mais de uma opção para os benefícios da AF durante a gravidez.

Tabela (6): Distribuição das mulheres estudadas de acordo com os seus conhecimentos sobre as fontes de obtenção de folato ou FA.

Variável	Total (n=500)	
	Não.	**%**
#Fontes de obtenção de folato ou FA.		
Tomar suplementos alimentares	104	20.8%
Comer alimentos fortificados	54	10.8 %
Dieta rica em vitaminas	74	14.8 %
Não há outras formas, nenhuma	8	1.6 %
Não sei	275	55.0 %

#Mais de uma opção foi selecionada.

A Tabela (6) revela que mais de metade (55,0%) das mulheres estudadas não sabia quais as outras fontes para obter folato e AG, enquanto 20,8% sugeriram tomar suplementos dietéticos, 14,8% sugeriram uma dieta rica em vitaminas e 10,8% sugeriram comer alimentos fortificados. Existe mais do que uma opção de fontes de folato e AF.

Tabela (7): Distribuição das mulheres estudadas de acordo com a fonte de conhecimento sobre a AF.

Variável	Total (358)	
	Não.	**%**
Fonte de conhecimento sobre a FA		
Livros, Internet e meios de comunicação social	14	3.9 %
Médicos	285	79.6 %
Familiares	10	2.7 %
Voluntários	21	5.8 %
Enfermeiros de SMI	28	7.8 %
Total	358	100.0 %

Os resultados do estudo mostraram que 79,6% das mulheres estudadas que tinham conhecimento sobre a FA mencionaram os médicos como as principais fontes. As restantes 12,6% obtiveram os seus conhecimentos através de uma variedade de outras fontes, tais como livros, familiares, Internet, meios de comunicação social e voluntários. Apenas 7,8% das mulheres identificaram os enfermeiros da SMI como a fonte dos seus conhecimentos.

Figura (1): Distribuição das mulheres estudadas de acordo com o seu conhecimento das fontes naturais de folato

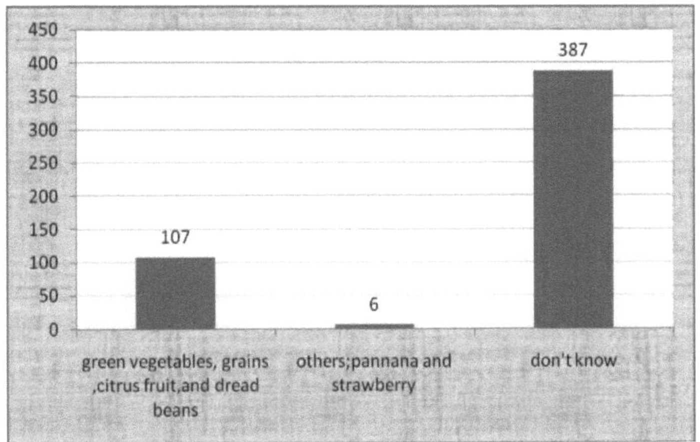

A Figura (1) ilustra que a maioria das mulheres estudadas não conhecia as fontes
naturais de folato, enquanto 107 das mulheres que referiram ter conhecimento
da AF conheciam as boas fontes naturais de folato nos vegetais verdes, cereais,
pão, grãos, citrinos, grão-de-bico, feijões secos, ervilhas, sumo de laranja, sumo
de fruta, leite e alimentos suplementados formulados.

**Parte III: Oportunidade de receber conselhos atempados sobre a
suplementação de AF antes da gravidez.**

Tabela (8): Distribuição das mulheres estudadas de acordo com a sua
oportunidade de receber conselhos atempados sobre a suplementação de AF

Variável	Total(500)	
	Não.	**%**
Última gravidez		
Planeado	376	75.2 %
Não planeado	124	24.8 %
Métodos de planeamento da gravidez (n=376)		
Interromper a utilização de contraceptivos.	215	57.1%
Fazer cuidados pré-natais.	154	41%
Nada.	5	1.3%
Tomar FA antes da gravidez.	1	0.3%
Indução da ovulação.	1	0.3%
Primeira consulta pré-natal		
1st trimestre	379	75.8 %
2nd trimestre	83	16.6 %
3rd trimestre	28	5.6 %

Desconhecido	10	2.0 %
Receber qualquer conselho/informação para tomar FA antes ou durante a gravidez.		
Sim	349	69.8 %
Não	151	30.2 %

A tabela (8) mostra claramente que três quartos das mulheres estudadas planearam a gravidez, mais de metade (57,1%) das que planearam a gravidez referiram tê-lo feito interrompendo o seu método de planeamento familiar, enquanto a maioria das 500 mulheres teve a sua visita inicial no 1st trimestre, e dois terços (69,8%) delas receberam aconselhamento sobre a ingestão de AF.

Parte IV: Ingestão de ácido fólico (pré e pós-conceção).

Tabela (9): Distribuição das mulheres estudadas de acordo com o seu historial de ingestão de vitaminas e FA

Variável	Total (n=500)	
	Não.	**%**
Ingestão de suplementos vitamínicos ou minerais durante a gravidez anterior (n=500).		
Sim	340	68.0 %
Não	160	32.0 %
Ingestão de vitaminas ou suplementos incluindo AF (n=340).		
Sim	280	82.3 %
Não	60	17.6 %
Hora da ingestão (n=280).		
Antes da gravidez	16	5.7 %
Durante a gravidez	252	90.1 %
Antes e durante a gravidez	12	4.2 %

A Tabela 9 ilustra que cerca de dois terços (68%) das mulheres grávidas estudadas referiram ter tomado multivitaminas durante a gravidez anterior, enquanto 82,3% delas referiram ter tomado suplementos contendo AF, e 90,1% delas tomaram-no durante a gravidez.

Tabela (10): Distribuição das mulheres estudadas de acordo com o seu padrão atual de ingestão de AF

Variável	Total (n=500)	
	Não.	**%**
Consumo atual de suplementos de AF		

(n=500).		
Sim	354	70.8 %
Não	146	29.2 %
Hora da ingestão (n=354)		
Antes da gravidez	2	0.6 %
Durante a gravidez	339	95.8 %
Antes e durante a gravidez	13	3.6 %
Momento da ingestão durante a gravidez (n=354).		
1st trimestre	280	79.1 %
2nd trimestre	39	11 %
3rd trimestre	8	2.2 %
Durante todo o trimestre	11	3.1 %
Pré-conceção e no início da gravidez	13	3.6 %
1st e 2nd trimestre	2	0.5 %
1st e 3rd trimestre	1	0.3%
Dosagem (n=354)		
1 separador	292	82.4 %
2 separador	20	5.7 %
3 separador	3	0.8 %
Não me lembro	1	0.3 %
Em combinação com ferro 1 PAC	38	10.8 %

A tabela (10) mostra que mais de dois terços das mulheres estudadas (70,8%)

tomaram FA durante a gravidez atual, quase (95,8%) tomaram quando descobriram que estavam grávidas "uso subadequado", enquanto apenas (3,6%) tomaram antes e durante a gravidez "uso adequado" e a grande maioria (79,1%) referiu fazê-lo no 1st trimestre, e 82,4% delas tomaram a dose recomendada. **Figura (2):** Distribuição das mulheres estudadas de acordo com a perceção das causas da não ingestão de AF.

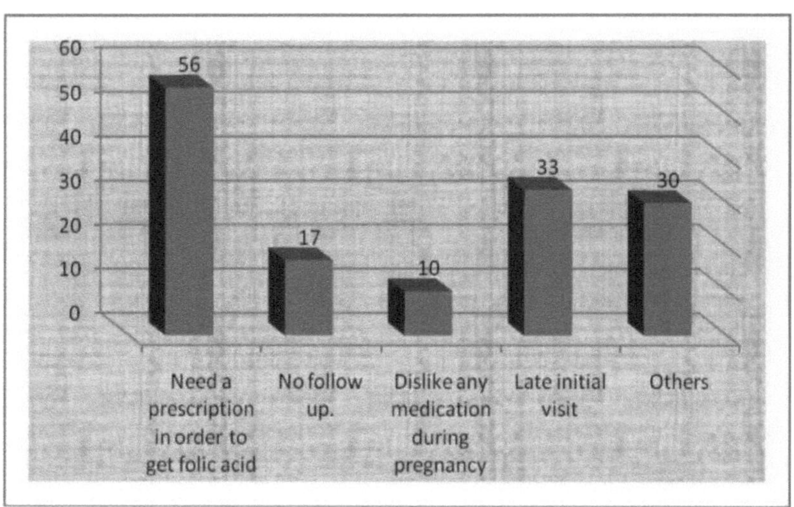

A figura (2) mostra que 56 das 146 mulheres estudadas que referiram não consumir o AF por necessitarem de receita médica para o tomar, outras razões representam 30 das mulheres estudadas nesta figura, como [presença de efeitos secundários, demasiado ocupadas para se lembrarem de o tomar, custo elevado, falsa impressão de que recebia uma nutrição equilibrada dos alimentos, ter um feto saudável e qualquer medicação tomada durante a gravidez causará hemorragia, o médico diz-lhes que não precisam, e medo de qualquer medicação].

Figura (3): Distribuição das mulheres estudadas de acordo com o cumprimento da ingestão de AF

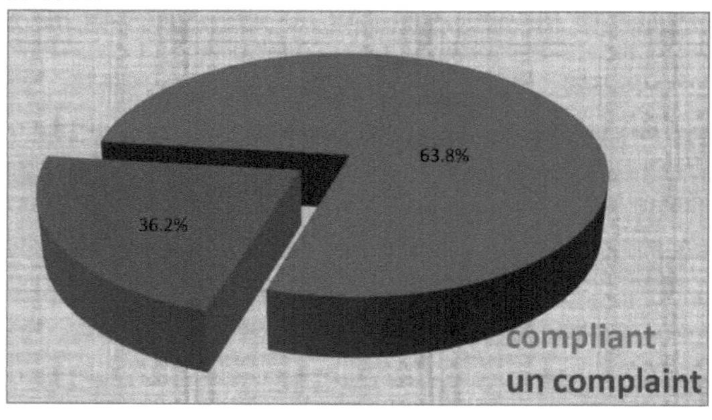

A figura (3) indica que 226 das mulheres estudadas que relataram a ingestão de AF eram cumpridoras dessa ingestão.

Tabela (11): Distribuição das mulheres estudadas de acordo com a sua opinião sobre as estratégias governamentais de fortificação.

Variável	Total (n=500)	
	Não.	**%**
Acordo de adição de AF em produtos de panificação.		
De acordo	353	70.6 %
Não concordo	147	29.4 %
#Causas da concordância com esta estratégia (n=353).		
Todas as mulheres que planeiam engravidar ou estão grávidas devem satisfazer as necessidades diárias	72	20.4 %
Os bebés nascerão sem defeitos e com anemia	40	11.3 %
Todas as grávidas precisam dele	215	61 %
Torná-lo-ia mais acessível a todos	56	15.9 %
Outros	21	5.9 %
#Causas de recusa da estratégia (n=147).		
Limitar as escolhas dos consumidores	8	5.4 %
Aumento do custo do pão	29	19.7 %
Criar um desequilíbrio de nutrientes no organismo	7	4.8 %
Não gosto da ideia de todos serem medicados	58	39.5 %
Não sei o suficiente sobre o assunto	43	29.3%
Outros	8	5.4 %

#Mais de uma opção foi selecionada.

A tabela (11) demonstra que as opiniões sobre se o AF deve ou não ser adicionado a todos os produtos de panificação variaram entre as mulheres estudadas. Quase mais de dois terços delas (70,6%) concordaram com este conceito, enquanto menos de um terço (29,4%) discordou. Os principais benefícios percebidos da adição de AG a todos os produtos de panificação foram o facto de todas as grávidas necessitarem dela em 61%. Outras opiniões relativas à adição de ácido fólico aos produtos de panificação representam 5,9% e incluem [o ácido fólico no pão é melhor do que a medicação, concordo se é importante para mim, porque não, concordo apenas se o médico o prescrever, e isto ajuda-me a ter melhor saúde]. Mais do que uma opção da opinião listada relativamente à aceitação da estratégia de fortificação foi assinalada pelas mulheres estudadas.

Os que se opunham a esta estratégia de inclusão de AF nos produtos de panificação opunham-se principalmente ao facto de "não gostarem da ideia de todos serem medicados". Este facto foi identificado como um problema para

39,5%. Outras opiniões relativas à recusa da adição de AF aos produtos de panificação representam 5,4% e incluem [tomar apenas a medicação prescrita pelo médico, pode criar um desequilíbrio de nutrientes no corpo, pode ser prejudicial. presença de efeitos secundários, e não é importante, não tomamos nada e temos um bebé saudável]. As mulheres estudadas assinalaram mais do que uma opção da opinião listada relativamente à recusa da estratégia de fortificação.

Parte V: As percepções das mulheres estudadas relacionadas com o comportamento de tomada de FA

Tabela (12): Distribuição das mulheres estudadas de acordo com suas percepções relacionadas ao comportamento de tomar AF por meio do escore total dos construtos do HBM.

Total = 500		
O HBM constrói a pontuação total	**Não.**	**%**
Suscetibilidade percebida (intervalo 4-24)		
- Negativo	267	53.4%
- Positivo	233	46.6%
Benefícios percebidos (intervalo 1-6)		
- Negativo	46	9.2%
- Positivo	454	90.8%
Gravidade percepcionada (intervalo 3-18)		
- Negativo	3	0.6%
- Positivo	497	99.4%
Barreiras percepcionadas (intervalo 5-30)		
- Negativo	137	27.4%
- Positivo	363	72.6%
Auto-eficácia (intervalo 2-12)		
- Negativo	89	17.8%
- Positivo	411	82.2%
Pistas de ação (intervalo 2-12)		
- Negativo	138	27.6%
- Positivo	362	72.4%
A pontuação total do HBM (níveis de perceção) (intervalo 18-108)		
Positivo	420	84 %
Negativo	80	16 %

A Tabela (12) revela que as classificações para a perceção de suscetibilidade indicam que 53,4% das mulheres estudadas tinham uma perceção positiva do risco de ter um bebé com malformações congénitas.

Os benefícios percepcionados, tal como acima indicado, representam 90,8%, o que indica que existe uma maior perceção da vantagem de seguir uma dieta rica em folato.

A quase totalidade das mulheres estudadas (99,4%) concordou mais com as afirmações que referem que os riscos de não consumir folato adequado são graves.

Relativamente às barreiras percebidas, 72,6% das mulheres estudadas eram mais propensas a discordar das afirmações relativas às barreiras percebidas para seguir uma dieta rica em folatos, como custos, não gostar de uma dieta rica em folatos, etc

Os construtos de auto-eficácia foram indicados positivamente por 82,2% das mulheres que concordaram com as afirmações relativas às crenças positivas sobre a capacidade de seguir uma dieta rica em folatos.

As pistas para a ação representam 72,4% e indicam a presença de factores externos e internos para desencadear a ingestão de AF.

A grande maioria (84%) das mulheres estudadas tinha percepções positivas em relação ao comportamento de tomar FA de acordo com a pontuação total do HBM.

Tabela (13): Distribuição das mulheres estudadas de acordo com a intenção de seguir uma dieta rica em folatos.

	Intenção de seguir uma dieta rica em folatos (n=500)	
	Não.	**%**
Concordo plenamente	174	34.8%
Concordo	117	23.4%
Concordo um pouco	158	31.4%
Discordo um pouco	46	9.2%
Não concordo	4	0.8%
Discordo totalmente	1	0.2%

A Tabela (13) revela que a grande maioria (89,8%) das mulheres estudadas tinha intenção de seguir uma dieta rica em folatos.

Parte VI: A relação entre as caraterísticas das mulheres estudadas e o seu conhecimento, consumo e perceção do consumo de AF.

Tabela (14): A relação entre o conhecimento das mulheres estudadas sobre a FA e as suas caraterísticas [†]

† Moderadamente significativo a p<0,01N   .S= Não significativo

É óbvio a partir da tabela (14) que houve uma diferença estatisticamente significativa entre o conhecimento das mulheres sobre a FA, o seu nível de educação, o planeamento da gravidez e a residência (p= 0,001).

Variável	Nível de conhecimentos						Valor P.
	Adequado =98		Em adequado=402		Total=500		
	Não	%	Não	%	Não	%	
Grupos etários							
18-24	36	36.7	175	43.5	211	42.2	0,443 N.S
25-34	51	52.1	191	47.5	242	48.4	
35-45	11	11.2	36	9	47	9.4	
Nível de escolaridade da mãe							
Analfabeto	10	10.2	144	35.8	154	30.8	0.001* *
Ler e escrever	21	21.4	87	21.6	108	21.6	
Ensino secundário	47	48.0	150	37.3	197	39.4	
Ensino universitário	18	18.4	19	4.7	37	7.4	
Formação pós-graduada	2	2.0	2	0.6	4	0.8	
História prévia de complicações na gravidez							
Sim	34	34.7	166	41.2	200	40.0	0.140 N.S
Não	64	65.3	236	58.7	300	60.0	
Última gravidez							
Planeado	86	88	290	72.1	376	75.2	0.001* *
Não planeado	12	12	112	27.8	124	24.8	
Residência							
Urbano	40	40.8	75	18.6	115	23.0	0.001* *
Rural	58	59.2	327	81.3	385	77.0	

Tabela (15): Relação entre a adesão à FA e os conhecimentos das mulheres estudadas e os seus níveis de perceção.

Variável	Conformidade						Valor P.
	Conformidade=226		Não conforme=128		Total=354		
	Não	%	Não	%	Não	%	
Nível de conhecimentos							
Adequado	67	29.4	30	23.4	97	27.4	0.005**
Em adequado	159	70.6	98	76.6	257	72.6	
Níveis de perceção							
Positivo	196	86.8	97	75.8	293	82.7	0,205 N.S
Negativo	30	13.2	31	24.2	61	17.3	

** Moderadamente significativo a p <0,01N   .S= Não significativo

A tabela (15) ilustra que houve uma diferença estatisticamente significativa entre a adesão das mulheres à FA e o seu conhecimento (p=0,005). Por outro lado, não se registou uma diferença estatisticamente significativa entre a adesão das mulheres à FA e a sua perceção relativamente ao comportamento de ingestão de FA (p=0,205)

Tabela (16): Relação entre o consumo de AF e as caraterísticas sociodemográficas das mulheres estudadas

Variável	Consumo atual de suplemento de AF (n=354)						Valor P.
	Sim		Não		Total		
	Não.	%	Não.	%	Não.	%	
Grupos etários							
18-24	149	42.1	61	42.5	211	42.3	
25-34	178	50.3	63	43.8	242	48.4	0.020*
35-45	27	7.6	22	13.7	47	9.5	
Nível de escolaridade da mãe							
Analfabeto	88	24.9	64	43.8	152	30.8	
Ler e escrever	82	23.2	26	17.8	108	21.6	
Ensino secundário	145	41	52	35.6	197	39.4	
Ensino universitário	33	9.3	4	2.8	37	7.4	0.001‡
Formação pós-graduada	4	1.6	0	0.0	6	0.8	
Ocupação							
Mulher doméstica	326	92.1	141	96.6	467	93.4	0.045*
Trabalho	28	7.9	5	3.4	33	6.6	
Residência							
Urbano	86	24.3	30	20.5	116	23.2	.560 N.S
Rural	268	75.7	116	79.5	384	76.8	

* Moderado significativo a p <0,01 *Leve significativo a p<0,05 N.S= Não significativo

A tabela (16) mostra claramente que houve uma diferença estatisticamente significativa entre a ingestão de AF pelas mulheres e a sua profissão, idade e nível de escolaridade (p=0,045, 0,020, 0,001), respetivamente.

Tabela (17): A relação entre a ingestão de AF e o conhecimento e a perceção das mulheres estudadas.

Variável	Consumo atual de suplemento de AF (n=354)			Valor P.
	Sim	Não	Total	

	Não.	%	Não.	%	Não.	%	
Níveis de perceção.							
Positivo	303	85.6	117	81.1	420	84.0	0.001**
Negativo	51	14.4	29	19.5	80	16.0	
Níveis de conhecimento.							
Adequado	93	26.3	7	4.8	100	20	0.100
Em adequado	261	73.7	139	95.2	400	80	N.S

** Moderado Significativo a p<0,01N   .S= Não significativo

Na tabela (17), verificou-se uma diferença estatisticamente significativa entre a ingestão de AF pelas mulheres e a sua perceção (p=0,001).

Tabela (18): A relação entre a ingestão de AF pelas mulheres e o seu conhecimento detalhado sobre o mesmo.

Variável	Consumo atual de suplemento de AF (n=354)						Valor P.
	Sim		Não		Total		
	Não.	%	Não.	%	Não.	%	
#Complicações associadas à deficiência de ingestão de FA.							
DTNs.	66	18.6	10	6.8	76	13.4	
Anemia macrocítica.	156	44.1	14	9.5	170	29.9	
Dormência dos membros, lesões nervosas.	10	2.8	3	2.1	13	1.6	0.001§
Complicações na gravidez.	79	22.3	7	4.8	86	15.0	
Não sei.	48	13.6	110	74.8	158	31.6	
Outros.	14	4	5	.6	19	3.8	
Hora correta da ingestão.							
Antes da gravidez.	8	2.3	1	.6	9	1.8	
Durante a gravidez.	244	69	24	16.3	268	53.6	
Antes e durante a gravidez.	57	16	7	4.7	64	12.8	0.001**
Em nenhum momento, não é necessário.	2	0.7	4	2.7	6	0.2	
Não sei.	43	12	110	76.1	153	27	
#Outras formas de obter FA.							
Tomar suplementos.	80	22.6	15	10.3	89	17.8	
Comer alimentos fortificados.	44	12.4	10	6.8	40	8.0	0.001**
Dieta alimentar com	39	11	35	23.8	73	14.6	

§ Moderado Significativo a p <0,01

vitaminas.						
Não há outras formas, nenhuma.	5	1.4	3	2	9	1.8
Não sei.	190	53.7	84	60.6	274	54.8
Fonte de conhecimento sobre a FA.						
Livros, net e media.	4	1.13	1	.7	4	.8
Médico.	267	75.4	18	12.3	285	57
Parentes.	9	2.6	2	1.36	11	2.2
Membros sociais.	19	5.4	2	1.36	21	4.2	0.001**
Enfermeiros de MCH.	20	5.6	8	5.4	28	5.6
Nenhuma fonte de informação.	35	9.9	115	91.2	159	29.8

#Mais de uma opção foi selecionada.

No que diz respeito à relação entre o consumo atual de AF e o conhecimento detalhado sobre o mesmo, a tabela (18) revela que quase metade (44,1%) das mulheres estudadas que referiram o consumo de AF na gravidez atual mencionaram que a anemia macrocítica é a principal complicação associada à deficiência no consumo de AF, enquanto apenas 18,6% referiram os DTN como principais complicações e 4% referiram outras complicações como [mau desenvolvimento do feto, parto prematuro, diabetes gestacional, doença geral, fraqueza, diminuição do cálcio na mãe e no feto].6% delas listaram os DTNs como principais complicações, e 4% listaram outras complicações como [mau desenvolvimento do feto, parto prematuro, diabetes gestacional, mal-estar geral, fraqueza, diminuição do cálcio na mãe e no feto, e Hipertensão Induzida pela Gravidez (HPG)]. Houve mais de uma opção para as complicações associadas à deficiência de AF. Com diferença estatisticamente muito significativa (p=0,001).

No que diz respeito à relação entre a ingestão atual de AF e o conhecimento do momento adequado de ingestão, apenas 16% das que tomavam AF conheciam o momento adequado de ingestão "antes e durante a gravidez", e dois terços (69%) das que tomavam mencionaram durante a gravidez como o momento adequado de ingestão. Com uma diferença estatisticamente muito significativa (p=0,001).

Também é evidente que mais de três quartos (75,4%) das mulheres estudadas que referiram tomar FA tinham recebido os seus conhecimentos do médico, com uma diferença estatisticamente significativa (p=0,001).

Além disso, é óbvio que 53,7% das mulheres estudadas que tomaram FA não conheciam outras formas de o obter. Também foi assinalada mais do que uma opção para outras formas de obter FA. Com uma diferença estatisticamente significativa (p=0,001).

Tabela (19): A relação entre as percepções da AF e as caraterísticas das mulheres estudadas.

Variável	Níveis de perceção						Valor P.
	Positivo =420		Negativo =80		Total=500		
Grupos etários							
18-24	175	41.7	36	45.0	211	42.2	
25-34	207	49.3	35	43.8	242	48.4	0,622 N.S
35-45	38	9.0	9	11.3	47	9.4	
Nível de escolaridade da mãe							
Analfabeto	117	27.9	37	46.3	154	30.8	
Ler e escrever	91	21.7	17	21.3	108	21.6	
Ensino secundário	175	41.7	22	27.5	197	39.4	0.015*
Ensino universitário	33	7.9	4	5.0	37	7.4	
Formação pós-graduada	4	1.0	0	0.0	4	0.8	
História prévia de complicações na gravidez							
Sim	164	39.0	36	45.0	200	40	0.191
Não	256	61.0	44	55.0	300	60	N.S
História prévia de anomalias fetais							
Sim	11	2.6	2	2.5	13	2.6	0.654
Não	409	97.4	78	97.5	487	97.4	N.S
Última gravidez							
Planeado	315	75.0	61	76.3	376	75.2	0.468
Não planeado	105	25.0	19	23.8	124	24.8	N.S
Residência							
Urbano	103	24.5	12	15.0	115	23	0.040*
Rural	317	75.5	68	85.0	385	77	

*Significativo ligeiro a p<0,05N   .S= Não significativo

A tabela (19) mostra que não há diferença estatisticamente significativa entre a perceção das mulheres e a sua idade, história anterior de complicações na gravidez, história anterior de anomalias fetais e a sua última gravidez. Por outro lado, existe uma diferença estatisticamente significativa entre a perceção das mulheres, o nível de escolaridade e a residência (p=0,015, 0,040), respetivamente.

Tabela (20): Relação entre os construtos da MCS e a intenção das mulheres estudadas de seguir uma dieta rica em folatos.

Construções da HBM	Média ± DP	Intenção de seguir uma dieta rica em folatos (n=500)

		r	Valor P
Perceção de suscetibilidade	60.97 ± 17.7	0.422	0.000***
Gravidade percebida	92.10 ± 10.86	0.228	0.000***
Barreiras percebidas	66.13 ± 15.42	0.433	0.000***
Auto-eficácia	71.93 ± 18.13	0.561	0.000***
Pistas de ação	70.0± 18.94	0.597	0.000***
A pontuação total do HBM	2.362 ± 0.55	0.600	0.000***

*** Altamente significativo a p<0,001N   .S= Não significativo

A Tabela (20) ilustra que a suscetibilidade percebida (r=0,422, p<0,001), a gravidade percebida (r=0,228, p<0,001), as barreiras percebidas (r= 0,433, p<0,001), a auto-eficácia (r=0.561, p<0,001), pistas para a ação (r= 0,597, p<0,001), e a pontuação total do HBM (r= 0,600, p<0,001) afectam positivamente a intenção das mulheres estudadas de seguir uma dieta rica em folatos.

Tabela (21): Análise de regressão múltipla entre a variável dependente (conhecimento e perceção) e os factores independentes (as mulheres estudadas) caraterísticas).

Artigos	R	R^2	Teste ANOVA		Beta	Teste T	
			F	Valor P.		T	Valor P.
Factores que afectam o conhecimento das mulheres.							
Constante					-	7.6	0.001**
Nível de escolaridade da mãe					0.18	4.1	0.001**
Residência	0.29	0.084	15.1	0.001**	-0.15	-3.5	0.001**
Última gravidez "planeada, não planeada".					-0.14	-3.3	0.001**
Factores que afectam a perceção das mulheres.							
Constante					-	30.0	0.001**
Nível de escolaridade da mãe	0.23	0.053	14.0	0.001**	-0.185	-4.2	0.001**
Residência					0.122	2.8	0.006**

** Moderadamente significativo a p<0,01

Relativamente ao efeito das caraterísticas das mulheres estudadas sobre os seus conhecimentos, a tabela acima revela que existe uma correlação fraca entre as variáveis independentes e a variável dependente (r=0,29) e que o modelo é significativo, uma vez que foi utilizado o teste ANOVA (p<0,01). O nível de educação da mãe teve mais efeito na variável dependente (conhecimentos) (beta=0,18), depois a residência (beta=-0,15) e, por fim, a última gravidez (beta=-0,14)

Na análise de regressão múltipla, não se verificou qualquer efeito na variável dependente em função dos grupos etários e da história prévia de complicações na gravidez.

No que diz respeito aos factores que afectam a perceção das mulheres, como mostra a tabela, houve uma correlação fraca entre as variáveis independentes (caraterísticas das mulheres) e a variável dependente (perceção) (r=0,23) e o modelo é significativo, uma vez que foi utilizado o teste ANOVA (p<0,01). O nível de educação da mãe tem mais efeito sobre a variável dependente (beta=-0,185) e a residência (beta=0,122)

A partir da análise de regressão múltipla, não há efeito na variável dependente de acordo com os grupos etários, história prévia de complicações na gravidez, última gravidez e história prévia de anomalias fetais.

Tabela (22): Regressão logística binária entre a variável dependente (consumo de AF) e os factores independentes (as caraterísticas das mulheres estudadas).

	Sig.	Rácio ímpar	Exatidão
Factores que afectam o consumo de AF			
Conhecimento das complicações associadas à deficiência de AF	0,925 N.S	1.007	
Conhecimento do momento da ingestão	0.009**	1.715	
Conhecimento de outras formas de obter FA	0,766 N.S	0.971	
Fonte de informação sobre a FA	0,155 N.S	0.781	87.9%
Níveis de conhecimento	0,147 N.S	1.971	
Níveis de perceção	0,570 N.S	1.288	
Grupos etários	0,166 N.S	1.435	
Nível de escolaridade da mãe	0,507 N.S	1.133	
Residência	0,398 N.S	0.719	
Ocupação	0,323 N.S	0.348	
Constante	0.053*	0.025	

A partir da tabela acima, é evidente que os níveis de conhecimento, o conhecimento da hora de ingestão, os grupos etários, os níveis de perceção, o nível de educação da mãe e o conhecimento das complicações associadas à deficiência de AF tiveram mais efeito na variável dependente (ingestão de AF), uma vez que o rácio ímpar=(1,971, 1,715, 1,435, 1,288, 1,333 e 1,007), respetivamente, e a precisão da previsão foi de cerca de 87,9%.

Capítulo VIII

Discussão

Como causa significativa de morbidade e mortalidade infantil, os defeitos do tubo neural, como a espinha bífida e a anencefalia, representam um problema de saúde pública mundial. Globalmente, os DTN afectam mais de 300.000 gravidezes por ano; aproximadamente 3.000 dessas gravidezes ocorrem nos EUA **(CDC, 2011)**. Estudos também demonstraram que 50-80% dos NTDs podem ser prevenidos se uma mulher consumir uma quantidade suficiente de FA (0,4mg) diariamente antes da conceção e durante o primeiro trimestre da gravidez **(Czeizel et al., 2004)**.

O presente estudo é descritivo e tem como objectivos Avaliar o conhecimento e a perceção das mulheres relativamente aos benefícios da ingestão de AF antes e durante a gravidez, de acordo com a HBM. O estudo foi efectuado em 5 centros de cuidados pré-natais que prestam cuidados de rotina a mulheres grávidas na cidade de Beni-Sueif, com 500 mulheres grávidas.

Para atingir este objetivo, esta investigação apresenta a resposta às seguintes questões

1. As mulheres que frequentam as clínicas pré-natais têm conhecimentos e percepções sobre a AF e os seus benefícios?

2. Os conhecimentos e a perceção das mulheres sobre os benefícios da AF afectam o seu consumo?

De acordo com as caraterísticas sociodemográficas das mulheres estudadas, os resultados do presente estudo mostraram que cerca de metade das mulheres estudadas (48,6%) tinham idades compreendidas entre os 25 e os 34 anos e a sua média de idades era de (26,115 ± 5,515), enquanto 39,4% tinham o ensino secundário e a maioria (93,4%) era dona de casa. Estes resultados não são consistentes com os de **Riazi et al., (2012)** no Irão, que estudaram a sensibilização das mulheres grávidas para a suplementação de AG e concluíram que 32,9% das mulheres estudadas tinham idades compreendidas entre os 20 e os 24 anos, enquanto a maioria dos indivíduos (42,9%) possuía o ensino básico, e estão em consonância com o mesmo investigador no que se refere à profissão, que afirmou que a maioria dos inquiridos (95,7%) eram donas de casa.

A prevenção das DTNs depende principalmente da sensibilização e da utilização de suplementos que contenham AF, bem como do rastreio pré-natal das DTNs. Relativamente ao conhecimento das mulheres sobre o ácido fólico, os resultados do presente estudo revelaram que mais de dois terços (71,6%) das mulheres estudadas tinham conhecimento e compreensão do ácido fólico. **(2009)**, em Taipé, Taiwan, que estudaram o mesmo objetivo do presente estudo, descobriram que quase 90% das mulheres referiram que tinham ouvido falar da

AC. **(2005)**, que estudaram os conhecimentos e as práticas de mulheres grávidas sobre a FA na gravidez em Abu Dhabi, nos Emirados Árabes Unidos, e verificaram que 79,1% afirmaram ter ouvido falar da FA.

Além disso, os presentes resultados não estão de acordo com os de **Nawapun e Phupong (2007)**, que investigaram o mesmo objetivo do presente estudo entre mulheres tailandesas e referiram que a sensibilização para a AC era de 24,4% entre as mulheres tailandesas. O presente estudo revelou um elevado nível de sensibilização para a AC, mas reflectiu um conhecimento deficiente sobre a AC e a prevenção de DTN. Uma possível explicação para esta lacuna é o facto de as mulheres grávidas receberem os seus cuidados pré-natais logo após a confirmação da gravidez. Este facto indica uma fraca notificação por parte dos profissionais de saúde e a falta de esforços de saúde pública sobre a questão da AC e das DTN, apesar dos maus hábitos nutricionais.

Relativamente à descrição que as mulheres fazem do ácido fólico como substância, os resultados deste estudo mostraram que mais de um quarto das mulheres grávidas (28,4%) não o conheciam, enquanto 17,2% o descreveram como um suplemento alimentar para prevenir defeitos congénitos. Estes resultados não estão de acordo com os resultados de

Kalafatelia e Fryer (2011), na Nova Zelândia, no seu estudo sobre a consciencialização e o conhecimento do folato e do ácido fólico, referiram que 30% das pessoas que tinham ouvido falar do ácido fólico o descreviam como algo que era necessário antes/durante a gravidez para ajudar especificamente a minimizar o risco de DTN (ou seja, espinha bífida).

De acordo com o conhecimento das mulheres estudadas sobre a alimentação, a investigação apoia a ideia de que o conhecimento influencia o comportamento. Foi demonstrado que o aumento do conhecimento nutricional contribui para aumentar as mudanças nos hábitos alimentares saudáveis, bem como estilos de vida mais saudáveis **(Fahlman et al., 2008).**

Os resultados do presente estudo revelaram que mais de três quartos (80,4%) das mulheres estudadas tinham um nível de conhecimento inadequado sobre a AF e apenas 19,6% tinham um conhecimento adequado. Estes resultados contradizem os resultados de **Riazi et al. (2012)** no Irão, que referiram que o conhecimento da maioria dos inquiridos (43,8%) estava no nível intermédio e apenas alguns deles (7,8%) tinham um nível de conhecimento elevado, bem como os resultados de **Al-Hossani et al, (2005)**, que estudaram os conhecimentos e as práticas das mulheres grávidas sobre a FA na gravidez em Abu Dhabi, nos Emirados Árabes Unidos, e concluíram que 46,6% tinham conhecimentos exactos/parcialmente exactos. Os resultados actuais podem dever-se ao facto de a maioria das mulheres se queixar da falta de esclarecimento do médico sobre as suas instruções, pelo que não receberam conhecimentos suficientes sobre o ácido fólico, apesar de um grande número delas ter demonstrado prescrição de rotina do mesmo.

Apesar de o Egito ter uma Política e Estratégia Nacional de Alimentação e Nutrição (2007-2017) que é geralmente considerada abrangente em termos das suas áreas de incidência (Área Política 11: Prevenção e controlo da deficiência de micronutrientes). Esta estratégia não foi amplamente divulgada e, por conseguinte, pode não ter sido amplamente utilizada como documento de referência para as acções no domínio da nutrição no Egito porque não está em língua árabe **(El Sayed, 2012).**

Além disso, Beni Suef tinha uma forte presença de organizações não governamentais (ONG). As organizações não governamentais destas zonas estão a desenvolver um trabalho interessante e dinâmico que vai para além da mera distribuição de alimentos. O seu mandato inclui o fornecimento de alimentos a doentes e famílias com necessidades especiais. Além disso, a educação e a promoção nutricional são fornecidas através de cozinhas e de materiais impressos. Por último, é fornecida educação nutricional a grupos-alvo como crianças, adolescentes e mulheres grávidas. As organizações não governamentais nestas áreas têm o apoio de organizações doadoras como os programas dos Estados Unidos para a ajuda (USAID) e o Programa Alimentar Mundial (PAM). A prevenção e a gestão das deficiências de micronutrientes são insuficientes ao nível dos cuidados de saúde primários, uma vez que os profissionais de saúde têm um nível de conhecimentos insuficiente, não dispõem de material suficiente e há uma grande falta de materiais para os utentes. A disponibilidade de material didático para os utentes era insuficiente em todas as áreas da saúde materno-infantil (menos de 30%) **(El Sayed, 2012)**.

O Egito é um dos poucos países africanos que não tem uma escassez de profissionais de saúde (ou seja, médicos e enfermeiros). No entanto, a formação de rotina em serviço sobre alimentação de bebés e crianças pequenas e saúde materna era insuficiente **(El Sayed, 2012)**.

No que diz respeito à relação entre o conhecimento das mulheres estudadas sobre a AF e as suas caraterísticas, o presente estudo revelou que existia uma diferença estatisticamente significativa entre o conhecimento das mulheres sobre a AF, o seu nível de educação, o planeamento da gravidez e a residência. Estes resultados são consistentes com a investigação anterior de **Riazi et al., (2012)** no Irão, que denotou que existia uma relação significativa entre o conhecimento e a educação, não tendo sido encontrada qualquer associação entre o nível de conhecimento, a gravidez planeada e a prestação de cuidados pré-natais. Também estes resultados estão em consonância com os resultados de **Al-**

Hossani et al., (2005) em Abu Dhabi, e **Wu et al, (2007)**, que investigaram os conhecimentos e a utilização de FA para a prevenção de malformações congénitas entre as mulheres hondurenhas e registaram uma relação significativa entre os conhecimentos e a educação. De acordo com os resultados do presente estudo, é evidente que as mulheres que tiveram a oportunidade de receber aconselhamento atempado sobre a ingestão de FA possuíam conhecimentos adequados, o que pode dever-se à escassez de instalações educativas no domínio da saúde, e também as mulheres das zonas rurais tiveram a oportunidade de receber a vacina contra o toxoide tetânico durante a gravidez, uma vez que estão próximas das unidades de cuidados maternos e de saúde. Uma vez que o baixo nível de escolaridade foi associado a um baixo conhecimento da FA, é necessário um esforço educativo contínuo por parte dos profissionais médicos e nutricionistas para aumentar o conhecimento e apoiar a mudança de comportamento.

Relativamente ao conhecimento das mulheres estudadas sobre os benefícios da FA "conhecimento geral", o presente estudo revelou que apenas (23,4%) tinham um conhecimento geral "a FA diminui o risco de NTDs". **(2012) no Irão**, que estudaram o conhecimento e a prática de mulheres grávidas iranianas urbanas relativamente à ingestão de AF para a prevenção de NTDs, os resultados de **Reeves et al, (1998)**, no Michigan, que investigaram os conhecimentos e a utilização de ácido fólico entre as mulheres em idade reprodutiva, e os resultados de **Vollset e Lande (1998)**, na Noruega, que estudaram os conhecimentos e as atitudes em relação ao folato e à utilização de suplementos dietéticos entre as mulheres em idade reprodutiva e referiram que (27,6%, 30,0% e 33%), respetivamente, sabiam que o folato era algo importante na prevenção de DTN.

De acordo com o conhecimento das mulheres estudadas sobre as fontes de obtenção de folato ou AF, o presente estudo revelou que mais de metade (55,0%) das mulheres estudadas não sabia que outras fontes de obtenção de folato e AF, enquanto 20,8% delas sugeriram tomar suplementos dietéticos. Estes resultados contradizem os resultados de **Kalafatelia e Fryer (2011)** na Nova Zelândia, que descobriram que a maioria dos inquiridos, 88%, sabia que o ácido fólico estava disponível através de suplementos. Como poucas mulheres no presente estudo o descreveram como um suplemento dietético, este estudo sugeriu que as mulheres grávidas não estão motivadas para alterar os seus hábitos alimentares. O mais provável é que sejam influenciadas pela pressão social dos médicos e de um membro da família, o que implica que a informação proveniente destas fontes pessoais poderia fornecer um apoio valioso para a mudança da dieta. Além disso, o comportamento alimentar durante a gravidez é caracterizado por desejos ou aversões alimentares específicos.

Devido ao facto de a maioria das mulheres estudadas considerar que se trata de um medicamento "com efeitos e efeitos secundários", tomado apenas após prescrição médica, e de o seu prestador de cuidados de saúde não ter esclarecido outras fontes, apesar de o ácido fólico ser importante para todos, e de poderem acreditar que a sobredosagem de vitaminas é provável e perigosa, é importante reconhecer o facto de que as mulheres grávidas/ e as mulheres que planeiam engravidar precisam de se certificar de que estão a receber a quantidade certa de folato ou ácido fólico através de suplementos, multivitaminas e fontes naturais de folato.

Em relação à fonte mais comum de conhecimento sobre o ácido fólico, os resultados do presente estudo mostraram que quase (79,6%) tinham aprendido sobre o ácido fólico com os seus médicos. Estes resultados estão em consonância com os resultados de **Wilton & Foureur (2009)** sobre a utilização de ácido fólico em mulheres primigestas no Dubai, e **Bener et al,(2006)**, que estudaram os conhecimentos, as atitudes e as práticas maternas sobre a ingestão de ácido fólico entre as mulheres árabes do Qatar, e que revelaram que (76,2%, 63,4%), respetivamente, citaram um profissional de saúde, por exemplo, "médico", clínico geral, como fonte de informação sobre a necessidade de ácido fólico.

No entanto, estes resultados estão em desacordo com os de **Gjergja et al. (2006)**, que avaliaram os conhecimentos e a utilização de AF em mulheres grávidas croatas, e **Nawapun & Phupong (2007)**, que avaliaram a sensibilização para os benefícios da AF e a prevalência da utilização de suplementos de AF para prevenir NTDs entre mulheres tailandesas, e referiram que os meios de comunicação social (TV, rádio, jornais, Internet, etc.) eram a fonte de informação mais frequente sobre a AF, representando 40,68%. **Szumska (2000)**, que avaliou os conhecimentos, as atitudes e os comportamentos relativos à alimentação das mulheres em idade fértil na Polónia, referiu que as revistas e os jornais eram a fonte de conhecimentos mais citada no seu estudo, seguidos de folhetos e médicos de clínica geral. Estas diferenças podem estar relacionadas com diferentes níveis de meios de publicidade sobre saúde pública nestes países.

No presente estudo, poucos inquiridos identificaram o "enfermeiro" como fonte de informação. Este facto pode dever-se à falta de integração do papel do enfermeiro na educação para a saúde no contexto dos cuidados médicos. É essencial que os enfermeiros forneçam informações actualizadas.

As escolas de medicina e os programas de formação de enfermeiros têm muito pouca nutrição nos seus currículos e não há formação em serviço em nutrição para estes profissionais, embora estejam envolvidos (em particular os enfermeiros) na educação nutricional da população **(Tawfik, 2009).**

De acordo com o conhecimento das fontes naturais de folato, os resultados deste estudo demonstraram que 107 das mulheres que referiram ter conhecimento da AF a conheciam. Estes resultados são congruentes com os estudos de **Nawapun e Phupong (2007)** na Tailândia, e **Al-Hossani et al., (2005)** em Abu Dhabi, que mencionaram que (32,4%, 36,3%), respetivamente, entre as mulheres estudadas, referiram que conseguiam identificar os tipos de alimentos naturais ricos em AF. Este resultado não é consistente com os resultados de **Jou, et al., (2009)** que avaliaram a consciencialização e a utilização de AF entre as mulheres grávidas em Taipé, Taiwan, e referiram que apenas 78 (40,8%) responderam que compreendiam a dose recomendada. Cerca de 86% das mulheres referiram que conseguiam identificar os alimentos naturais ricos em AF e 54,3% das mulheres identificaram os vegetais de folha verde como a fonte mais importante de AF proveniente de alimentos naturais. Curiosamente, no presente estudo, a maioria das mulheres estudadas referiu que o seu prestador de cuidados de saúde falou sobre substâncias nutricionais importantes durante a gravidez, sem especificar ou focar o folato. Além disso, os problemas nutricionais no Egito não são, em grande parte, causados pela indisponibilidade de alimentos, mas sim por maus hábitos alimentares e estilos de vida. Alguns destes hábitos são uma função da história e dos hábitos socioculturais (por exemplo, as pessoas tendem a comer mais hidratos de carbono). A falta de sensibilização leva a más escolhas e, ao mesmo tempo, a deficiência nutricional é elevada. As mulheres não sabem o que comer e o que não comer.

Relativamente à oportunidade de receber aconselhamento atempado sobre a suplementação de AF, quando se refere ao planeamento da gravidez, o resultado do presente estudo mostrou que 75,2% das mulheres tinham uma gravidez planeada. Estes resultados estão de acordo com os resultados de **Wilton & Foureur (2009)** no Dubai, que referiram que quase dois terços das mulheres indicaram que a sua gravidez (67,7%) estava planeada, bem como com os resultados de **Riazi et al. (2012),** que referiram que 79,8% das mulheres tinham uma gravidez planeada. De acordo com o presente estudo, uma grande percentagem de mulheres tinha baixa paridade, pelo que tiveram oportunidade de planear a gravidez.

Além disso, pode ocorrer um número substancial de gravidezes indesejadas entre as mulheres que utilizam contraceptivos hormonais. Por conseguinte, as mulheres devem ser aconselhadas a tomar FA todos os dias, independentemente de utilizarem ou não contraceptivos. Além disso, as mulheres que planeiam uma gravidez devem saber a importância e o período de tempo correto para a utilização de FA.

No que respeita ao acesso à consulta pré-natal inicial, os resultados do presente estudo revelaram que 75,8% das mulheres estudadas tiveram a primeira consulta no 1st trimestre. Este resultado está em sentido oposto ao de **Mohammed (2012)**, que avaliou os conhecimentos das mulheres grávidas sobre a teratogenicidade dos medicamentos no Egito e que referiu que apenas 12% das mulheres frequentaram a clínica pré-natal durante o primeiro trimestre. Os resultados do presente estudo corroboram o facto de as mulheres durante a gravidez estarem mais conscientes das questões alimentares e de saúde, o que é indicado pelo elevado nível de ingestão de AF durante a gravidez. Isto dá às mulheres estudadas a oportunidade de receberem conselhos sobre a importância da ingestão de AG durante este período da embriogénese.

No que se refere ao aconselhamento sobre a ingestão periconcepcional de AF, os resultados do presente estudo revelaram que 69,8% das mulheres estudadas referiram ter recebido aconselhamento sobre a ingestão de AF. Estes resultados são consistentes com os de **Stenglin et al. (2010)**, que avaliaram a consciencialização e a utilização periconcepcional de AF na Europa e que referiram que 62% foram aconselhadas a tomar AF enquanto estavam grávidas ou a pensar engravidar. O presente estudo postulou que este nível foi atingido porque, quando uma mulher sente que pode estar grávida, recebe um reforço positivo para a confirmação e o acompanhamento, bem como uma percentagem mais elevada de planeamento da gravidez, e a maioria delas começou a sua consulta inicial no 1st trimestre.

Em relação ao padrão atual de ingestão de AF pelas mulheres, o uso de AF é um componente crítico na prevenção de defeitos congénitos. É papel dos prestadores de cuidados de saúde aproveitar todas as consultas de saúde para aconselhar não só as mulheres de alto risco (ou seja, aquelas com um historial de ter um bebé com NTDs), mas todas as mulheres relativamente à importância do uso de AF. Também os meios de comunicação social podem promover a sensibilização para a FA devido à sua maior cobertura entre a população.

Tanto quanto é do nosso conhecimento, não foram efectuados estudos epidemiológicos nacionais sobre a possível utilização de AF em mulheres grávidas. O Egito não dispõe de quaisquer recomendações oficiais específicas sobre a utilização periconcepcional de AF.

As principais conclusões do presente estudo foram que, em geral, mais de dois terços (70,8%) das mulheres estudadas tomaram AF durante a gravidez atual, enquanto 29,2% nunca o fizeram, a maioria delas (95,8%) tomou-o quando descobriu que estava grávida "uso subadequado", enquanto apenas 3,6% o tomaram antes e durante a gravidez "uso adequado" e a grande maioria delas

(79,1%) referiu fazê-lo no 1st trimestre. **(2012)** no Irão, que referiram que 20,1 % das mulheres tomavam AF durante o período periconcepcional, e com os resultados de **Wilton & Foureur (2009)** no Dubai, que referiram que a maioria (88,1 %) de todas as inquiridas começou a tomar AF pelo menos um mês ou mais antes da gravidez, enquanto 64,7 % começaram a tomar AF após a conceção e 10,5 % não tomaram AF de todo. Também em linha com os resultados de **Tarrant et al (2011)** em relação à ingestão de AF durante a gravidez, que investigaram os comportamentos de saúde materna durante a gravidez e as associações com caraterísticas sociodemográficas e infantis na Irlanda e descobriram que 88% das mulheres tomavam AF durante a gravidez, mas os seus resultados contradiziam o presente estudo relativamente à ingestão de AF antes e durante a gravidez, uma vez que 44% delas tomavam suplementos antes da conceção/durante o 1st mês de gravidez.

Os resultados do presente estudo são simultaneamente encorajadores e desencorajadores. O facto de quase 70,8% de todas as mulheres que tomaram FA durante a gravidez atual é uma indicação positiva de que a mensagem do FA está a começar a ser divulgada. A diferença entre a percentagem de mulheres que conheciam o ácido fólico e a percentagem que o tomava diariamente antes da gravidez é desconcertante. Enquanto 23,4% das mulheres que tinham ouvido falar dos benefícios do ácido fólico, apenas cerca de 0,6% referiram que o tomavam diariamente antes da gravidez, tal como recomendado, 3,6% referiram tomá-lo antes da conceção e no início da gravidez. Uma explicação provável para esta aparente diferença entre o conhecimento e a utilização do ácido fólico é o facto de muitas das mulheres deste estudo terem provavelmente tomado conhecimento do ácido fólico apenas depois de engravidarem, pelo que não teriam tido oportunidade de alterar o seu comportamento pré-concecional. Para além disso, não foi especificado o momento em que o álcool furtivo foi utilizado durante o primeiro trimestre da gravidez. Assim, embora três quartos das mulheres tenham referido a utilização de AF durante o primeiro trimestre de gravidez, muitas delas podem ter começado a tomá-lo demasiado tarde.

Relativamente às causas percebidas pelas mulheres para a não ingestão de AF, este estudo revelou que 56 das 146 mulheres estudadas relataram a não ingestão de AF por necessitarem de receita médica para o tomar, tendo sido mencionadas outras razões por 30 delas, tais como a presença de efeitos secundários, estarem demasiado ocupadas para se lembrarem de o tomar, o custo elevado, terem a falsa impressão de que obtinham uma nutrição equilibrada através dos alimentos, terem um feto saudável e qualquer medicação tomada durante a gravidez causar hemorragia, o médico ter dito que não precisavam e o medo de qualquer medicação. **Stenglin et al., (2010),** apoiando estes resultados em países europeus, referem que as principais razões referidas pelas mulheres para não tomarem FA no período periconcepcional foram: aconselhamento deficiente 43% e falta de conhecimento 40%. É interessante notar que, de acordo com o presente estudo, a consulta inicial pode ser efectuada no final do 1st trimestre e, logo, fora do período de formação do tubo neural, pelo que a prescrição de FA nesta altura não é importante.

Relativamente à relação entre a ingestão de AF e as caraterísticas das mulheres estudadas, o presente estudo revelou que existia uma diferença estatisticamente significativa entre a ingestão de AF pelas mulheres e a sua ocupação, idade e nível de educação. Estes resultados não estão de acordo com os resultados de **Nosrat et al.(2012)** no Irão, e de **Jou, et al.,(2009)** em Taipé, que referiram que o nível de educação e a idade das mães não estavam relacionados com a ingestão correta de AF.

Embora seja consistente com **Vitale et al., (2009)** que avaliaram a relação entre o nível de conhecimento, a atitude e a utilização de AF entre as mulheres grávidas na Croácia e referiram que a idade, o planeamento da gravidez e a educação estão independentemente e estatisticamente associados à ingestão de AF. Também **McNally & Bourke (2010)**, que avaliaram a suplementação periconcepcional de AF numa amostra nacionalmente representativa de mães na Irlanda, referiram que as mães que viviam em zonas rurais tinham mais probabilidades do que as mães que viviam em zonas urbanas de referir a ingestão de AF durante a gravidez.

É importante referir os factores que, segundo o presente estudo, afectam a oportunidade de as mulheres grávidas receberem aconselhamento sobre os benefícios da ingestão de AG; as mulheres com baixa experiência, menor escolaridade e idade correm o risco de ingerir inadequadamente AG antes da conceção e durante o primeiro trimestre da gravidez.

De acordo com a relação entre o consumo de AF das mulheres estudadas e o seu conhecimento e perceção, o presente estudo demonstrou que existia uma diferença estatisticamente significativa entre o consumo de AF das mulheres e a sua perceção. Estes resultados são consistentes com os de **Chacko et al., (2003)** que estudaram os conhecimentos sobre DTN e as práticas de prevenção pré-concecional em mulheres jovens de minorias no Texas e concluíram que uma dieta adequada em folato não estava associada aos conhecimentos. Enquanto **Anzaku** (2013) na Nigéria relataram que as mulheres que tinham conhecimento da FA tomaram-na em alguns momentos durante o período periconcecional.

De acordo com o presente estudo, as mulheres grávidas aderem às instruções independentemente da sua racionalidade. O conhecimento incompleto ou a falta de transferência de conhecimento para as mulheres não é a única barreira, os profissionais médicos em vários centros de saúde relataram uma escassez de comprimidos de FA fornecidos pelo governo. Assim, as mulheres só recebiam os comprimidos no início da gravidez e não antes. Também em ambientes pobres, as recomendações de que todas as mulheres em idade reprodutiva tomem FA diariamente podem não ser realistas.

No que diz respeito à relação entre a ingestão de AF pelas mulheres e o seu conhecimento das complicações da sua deficiência, é razoável assumir que as mulheres que tomavam um suplemento diário contendo AF podem não o ter feito por qualquer razão específica relacionada com o AF e a prevenção de defeitos congénitos. Como o presente estudo indicou que apenas 18,6% das mulheres que relataram a ingestão atual de AF listaram as DTN como principais complicações, em contraste, estes resultados contradizem o estudo de **(Tekkesin&, Taser, 2012)** que estudou a utilização e a sensibilização para o AF em mulheres grávidas em Istambul, na Turquia, e relatou que as mulheres que estavam conscientes da importância do AF tinham 1,6 vezes mais probabilidades de tomar AF periconcepcional do que as mulheres que não o sabiam.

No que se refere à relação entre o consumo de AF pelas mulheres, o conhecimento das mulheres sobre o momento adequado para o consumo e as formas de obter o AF, é interessante verificar que, apesar de apenas 16% das mulheres que tomavam AF terem indicado o período pré e durante a gravidez como o momento adequado para o consumo, apenas 3,6% delas referiram tomar o AF nessa altura. Uma explicação para este facto é que 57,1% das mulheres planearam a gravidez interrompendo os seus métodos de planeamento familiar sem consultar previamente o seu médico, tendo depois começado a fazer as primeiras consultas pré-natais após o diagnóstico e a confirmação da gravidez. Mais de metade delas não conhecia outras formas ou fontes de obtenção de AF.

No que diz respeito à relação entre o consumo de AF pelas mulheres e a fonte de conhecimento das mulheres, o presente estudo mostrou que mais de três quartos (75,4%) das mulheres estudadas que referiram consumir AF tinham recebido o seu conhecimento do médico. Estes resultados são consistentes com os de **Wilton & Foureur (2009)**, no Dubai, que referiram que 76,2% das mulheres que tomavam AG citaram um médico como fonte de informação sobre a necessidade de AG. Isto ocorreu porque as pessoas confiam mais no médico e obedecem às suas instruções.

O cumprimento da ingestão de comprimidos de AF, tal como referido neste estudo, foi claro: 226 das mulheres estudadas que tomaram AF cumpriram a sua ingestão utilizando a fórmula de contagem de comprimidos. Estes resultados estão de acordo com os resultados de **Tucker, et al., (1996)** que avaliaram a adesão e o comportamento em matéria de saúde e concluíram que apenas cerca de um terço dos doentes cumprem o tratamento, um terço cumpre parcialmente e um terço nunca cumpre. **(2011)**, que avaliaram a adesão à suplementação de ferro e FA e a prevalência de anemia em mulheres grávidas no Canal de Suez e que relataram que 63,3% das mulheres não cumpriram o tratamento e 36,7% cumpriram. O presente estudo indicou que tal pode ter ocorrido num esforço das mulheres grávidas para evitar quaisquer complicações nas primeiras semanas de gravidez e para aliviar o desconforto dos meses iniciais incómodos da gravidez.

No que diz respeito à relação entre a adesão à FA e os conhecimentos e níveis de perceção das mulheres estudadas, o presente estudo mostrou que houve uma diferença estatisticamente significativa entre a adesão das mulheres à FA e os seus conhecimentos. No entanto, não houve uma diferença estatisticamente significativa entre a adesão das mulheres ao AF e a sua perceção relativamente ao comportamento de consumo de AF. Mais uma vez, elas podem acreditar que qualquer medicamento é prescrito no início da gravidez para ajudar na implantação do embrião e, por isso, cumprem-no no início.

No que diz respeito às percepções das mulheres relacionadas com o comportamento de tomar a FA, as mulheres em idade fértil devem compreender e perceber que o seu risco de ter um filho com DTN é real e se aplica a elas e não apenas a outras mulheres. O objetivo não é fazê-las compreender o seu risco real de ter um filho com DTN, mas sim aumentar a sua perceção do risco a um nível suficientemente elevado para as motivar a reduzir esse risco. O aumento desta ameaça deve ser conseguido através de uma maior sensibilização para a gravidade da doença, bem como do aumento da suscetibilidade pessoal à doença.

De acordo com a intenção das mulheres estudadas de seguir uma dieta rica em folatos, o presente estudo revelou que a grande maioria (89,8%) das mulheres estudadas tinha intenção de seguir uma dieta rica em folatos. Além disso, o presente estudo verificou que todos os constructos do HBM indicavam positivamente uma elevada perceção relacionada com o comportamento de ingestão de AF e a pontuação total do HBM representava positivamente 84%. Também a suscetibilidade percebida, a gravidade percebida, as barreiras percebidas, a auto-eficácia, as pistas para a ação e a pontuação total do HBM afectam positivamente a intenção das mulheres estudadas de seguir uma dieta rica em folatos.

Isto está de acordo com **Kloeblen & Batish (1999)**, que investigaram os conhecimentos sobre folato, a ingestão de produtos à base de cereais fortificados e os padrões de suplementação periconcepcional de uma amostra de mulheres grávidas de baixos rendimentos, de acordo com o HBM, em Atlanta, e concluíram que a suscetibilidade percebida, a gravidade percebida, os benefícios percebidos, a auto-eficácia e a pontuação total do HBM estavam positivamente correlacionados com a intenção de consumir folato. A perceção de barreiras foi negativamente correlacionada com a intenção de consumir folato.

É importante notar que este elevado nível de perceção foi alcançado após o esclarecimento da importância da AF em informações relevantes para elas, das suas fontes naturais que já estão disponíveis no nosso país, da sua relação custo-eficácia e da quebra das barreiras à utilização diária da AF pelas mulheres. Isto pode aumentar a probabilidade de adotar este comportamento de saúde positivo através da utilização dos meios de comunicação social, mostrando fotografias de um bebé com NTDs ou deficiência, e talvez até brincando com o mito de que as vitaminas engordam.

No que diz respeito à relação entre a perceção dos benefícios do consumo de AF e as caraterísticas das mulheres estudadas, o presente estudo revelou que existe uma diferença estatisticamente significativa entre a perceção das mulheres, o nível de escolaridade e a residência. Em contrapartida, esses resultados contradizem os estudos de **Kloeblen & Batish (1999)** que não encontraram correlações entre os construtos do MCS e a paridade ou etnia materna. É evidente que a afirmação HBM foi clara, óbvia e facilmente compreendida, e a maioria das mulheres respondeu positivamente após esclarecimentos sobre o modelo e mostrou a sua predisposição para se envolver neste comportamento positivo, independentemente das suas caraterísticas.

Apesar do facto de o distrito de Beni Suef ter o maior número de novos nascimentos, em 2010; [21% de todos os nascimentos] em Beni Suef. As populações que vivem nestas áreas são consideradas famílias de classe média a baixa, pelo que os seus filhos são mais susceptíveis a deficiências nutricionais **(El Sayed, 2012)**. Além disso, como muitas mulheres não planeiam uma gravidez, em particular as que estão em risco nutricional devido a maus hábitos alimentares e/ou estatuto socioeconómico, a única abordagem razoável para manter níveis periconcepcionais adequados de FA parece ser através da fortificação alimentar. Quase mais de dois terços dos inquiridos (70,6%) concordaram com esta estratégia de fortificação, enquanto menos de um terço (29,4%) discordou. Os principais benefícios percebidos da adição de AF a todos os produtos de panificação foram representados por 61% das mulheres estudadas, sendo que todas as mulheres grávidas precisam dele e 39,5% das que são contra a fortificação obrigatória opuseram-se porque "não gostam da ideia de todos serem medicados". De acordo com os resultados do presente estudo, há falta de aconselhamento em matéria de saúde pública relativamente aos benefícios da fortificação, pelo que as mulheres têm menos probabilidades de beneficiar desta estratégia.

A fortificação dos alimentos tornou-se uma intervenção padrão de saúde pública no Egito. Na análise do PAM sobre os perfis e padrões de comportamento dos consumidores egípcios, quase (80%) dos agregados familiares inquiridos nas zonas urbanas e 65% dos agregados familiares nas zonas rurais referiram que compravam pão Baladi subsidiado **(PAM, Centro Demográfico do Cairo, 2010)**. O consumo nas zonas urbanas é mais elevado porque o pão Baladi está mais facilmente disponível. Em algumas províncias, as famílias rurais ainda cozinham pão em casa e têm acesso a farinha subsidiada através do sistema de cartões de racionamento.

Para evitar a discriminação de rendimentos, o pão Baladi é vendido a taxas altamente subsidiadas de 5 piastras por pão, quando o custo real de produção é de aproximadamente 20 piastras de acordo com o preço médio internacional do trigo **El Hakim et al., (2013)**. Três países compararam os custos da fortificação com o custo do tratamento da espinha bífida e descobriram que fortificar a farinha é muito mais económico. A África do Sul poupou 30 rands por cada rand gasto na fortificação quando calculou o custo do tratamento de uma criança com espinha bífida durante os primeiros três anos de vida **(Sayed, 2008)**.

A questão que aqui se coloca não é a falta de programas de nutrição, mas sim a falta de coordenação e, consequentemente, de planeamento e implementação integrados.

Utilizando a análise de regressão múltipla, relativamente aos efeitos das caraterísticas das mulheres estudadas no seu conhecimento sobre a FA, verificou-se uma fraca correlação entre elas: O nível de escolaridade da mãe tem maior efeito sobre a variável dependente (conhecimento) (beta=0,18), depois a residência (beta=-0,15) e por fim a última gravidez (beta=-0,14). No que diz respeito ao efeito das caraterísticas das mulheres estudadas na sua perceção em relação ao comportamento de tomar FA, o nível de educação da mãe tem mais efeito na variável dependente (perceção) (beta=-0,185) do que a residência (beta=0,122).

Além disso, utilizando a regressão logística binária entre a variável dependente (ingestão de AF) e os factores independentes (as caraterísticas das mulheres estudadas), é evidente que os níveis de conhecimento, o conhecimento da hora da ingestão, os grupos etários, os níveis de perceção, o nível de escolaridade da mãe e o conhecimento das complicações associadas à deficiência de AF tiveram mais efeito na variável dependente (ingestão de AF), com o rácio ímpar=(1,971, 1,715, 1,435, 1,288, 1,333 e 1,007), respetivamente, e a precisão da previsão foi de cerca de 87,9%.

Capítulo IX

Conclusão

Os resultados do presente estudo concluíram que mais de três quartos (80,4%) das mulheres tinham um nível inadequado de conhecimentos sobre a AF. Também se verificaram diferenças estatisticamente significativas entre as caraterísticas sociodemográficas das mulheres estudadas e os seus conhecimentos, como o ensino secundário, a gravidez planeada e a residência rural.

Apesar da disponibilidade sem custos do ácido fólico e da sua prescrição de rotina durante a gravidez, no Egito, o conhecimento dos benefícios do ácido fólico é inferior ao esperado. O presente estudo revelou que apenas 23,4% tinham um conhecimento geral de que "o ácido fólico diminui o risco de DTNs". Este facto pode ser visto como uma falha dos profissionais de saúde em transmitir a informação às mulheres na altura certa. Além disso, os médicos não deram tempo suficiente às mulheres para as aconselharem ou para compreenderem o motivo pelo qual devem tomá-la.

Enquanto o objetivo de consumir pelo menos 0,4 mg/d de FA antes da conceção e durante a gravidez foi atingido por 70,8% das grávidas durante a gravidez atual, quase (95,8%) delas tomaram-no durante a gravidez, a grande maioria delas (79,1%) tomou-o no 1st trimestre e 82,4% delas tomaram a dose recomendada. Também a maioria das mulheres que não tomam atualmente o medicamento necessitam de receita médica para o tomar.

As percepções positivas relacionadas com o comportamento de ingestão de AF, o facto de ter recebido conhecimentos sobre AF do médico, o ensino secundário, o planeamento da gravidez, a idade entre os 25 e os 34 anos e o facto de não trabalhar foram factores independentes estatisticamente significativos que afectam a ingestão de AF.

Após a realização deste estudo, ficou claro que cerca de 226 das mulheres estudadas que relataram a ingestão de AF eram cumpridoras dessa ingestão.

Além disso, o presente estudo revelou que a grande maioria (89,8%) das mulheres estudadas tinha intenção de seguir uma dieta rica em folatos. O presente estudo constatou que todos os constructos do HBM indicaram positivamente uma elevada perceção relacionada com o comportamento de ingestão de AF e a pontuação total do HBM representa positivamente (84%). Também a suscetibilidade percebida, a gravidade percebida, as barreiras percebidas, a auto-eficácia, as pistas para a ação e a pontuação total do HBM afectam positivamente a intenção das mulheres estudadas de seguir uma dieta rica em folatos.

Curiosamente, verificaram-se diferenças estatisticamente significativas entre o ensino secundário, a residência rural e a perceção das mulheres.

Este estudo mostra que é necessário um grande esforço para promover o uso pré-concecional de AF entre as mulheres do nosso estado, particularmente as de nível socioeconómico mais baixo. O facto de o ácido fólico poder prevenir a grande maioria (até 70%) dos DTN foi claramente demonstrado na literatura científica, e há cada vez mais provas de que também pode reduzir o risco de defeitos de redução dos membros, fendas orofaciais, certos defeitos cardíacos e, possivelmente, prematuridade/baixo peso à nascença. ₁

Após a implementação deste estudo, os seus resultados podem responder às questões de investigação, uma vez que este estudo não pode assumir que as mulheres têm conhecimentos sobre o AF e os seus benefícios para a saúde. Além disso, a perceção relacionada com o comportamento de consumo de AF pareceu simplesmente afetar significativamente o consumo das mulheres estudadas e não os seus conhecimentos sobre o mesmo.

Recomendações

Com base nas conclusões do presente estudo, podem ser sugeridas as seguintes recomendações relativas às mulheres e ao público em geral, bem como as relativas a investigações futuras:

1. Implementar medidas especiais como: a) desenvolver um programa de educação para a saúde para a população com base nas suas caraterísticas culturais e socioeconómicas. Este programa pode ser tão simples como fornecer informações sobre os benefícios da suplementação com ácido fólico utilizando todos os meios de comunicação social disponíveis (cartazes, revistas e brochuras para as escolas secundárias); b) criação de currículos de nutrição para médicos e nutricionistas; c) implementação de um programa de educação contínua para as mulheres, incluindo competências de aconselhamento sobre a importância do ácido fólico antes e durante a gravidez; d) os contraceptivos orais que contêm ácido fólico devem estar disponíveis nos nossos países para colmatar a lacuna entre o reconhecimento de uma gravidez e o fecho do tubo neural; e e) sensibilizar o público para os esforços nacionais de fortificação e identificar as barreiras ao menor consumo de alimentos fortificados.

2. Recomenda-se a aplicação da HBM para melhorar a perceção das mulheres e dos prestadores de cuidados de saúde sobre os benefícios da ingestão de AF.

3. Um programa de suplementação de AF periconcepcional bem organizado. Mas este programa requer uma elevada proporção de planeamento da gravidez, um sistema de saúde que funcione bem, marketing social, mobilização social e esforços de sensibilização.

Outras investigações:

1. Mais estudos sobre abordagens eficazes para aumentar o consumo de AF e

para avaliar as abordagens utilizadas.

Resumo

Nas últimas 5 décadas, tem-se registado um rápido crescimento do conhecimento sobre a AF e o seu papel na prevenção das DTNs. **(Bastian, 2008).** Atualmente, a deficiência de ácido fólico é uma das deficiências vitamínicas mais comuns entre as mulheres. Os diferentes tipos de DTN, incluindo a espinha bífida, a anencefalia e a encefalocele, conduzem a incapacidades para toda a vida e à morte prematura. Os defeitos do tubo neural são causados pelo facto de o tubo neural aberto não se fechar até ao 29th dia após a conceção. Para prevenir estes defeitos, recomenda-se um suplemento diário de 0,4 mg de FA desde um mês antes da conceção até ao final do primeiro trimestre **(Allen, 2006).**

O objetivo do presente estudo é avaliar os conhecimentos e a perceção das mulheres relativamente aos benefícios da ingestão de AG antes e durante a gravidez, de acordo com a HBM.

O estudo foi efectuado em unidades de cuidados pré-natais que pertencem a 5 locais na cidade de Beni-Sueif. Foi incluído no estudo um total de 500 mulheres grávidas depois de receberem o seu consentimento escrito para participarem.

O método de recolha de dados foi um questionário de entrevista semi-estruturado, concebido pelo investigador depois de analisar a literatura e as investigações relevantes para o presente estudo. Este questionário consistia em diferentes grupos de perguntas para avaliar os conhecimentos das mulheres relativamente aos benefícios da ingestão de ácido fólico antes e durante a gravidez. As perguntas abrangiam os principais pontos sobre o folato e a saúde, e as percepções das mulheres relacionadas com o comportamento de ingestão de AF de acordo com o HBM.

As principais conclusões deste estudo foram as seguintes

1. Cerca de metade das mulheres estudadas (48,6%) pertencia ao grupo etário dos 25-34 anos e a sua idade média era de (26,115 ± 5,515), enquanto 65% não tinham consanguinidade com os maridos, enquanto 39,4% tinham o ensino secundário. Além disso, 77% viviam na zona rural, quase (93,4%) eram donas de casa e mais de metade das mulheres (59,2%) pertenciam a famílias alargadas.

2. A prevalência de conhecimentos das mulheres sobre a ingestão de AF era baixa, apenas 19,6% tinham conhecimentos adequados sobre AF.

3. Em relação ao conhecimento dos benefícios da AF, aproximadamente um terço (32%) não sabia nada sobre os benefícios da AF, e apenas 23,4% mencionaram que a AF diminui o risco de DTNs.

4. Relativamente à descrição do FA, um quarto (28,4%) não o conhece,

enquanto 20,8% das mulheres o descreveram como um suplemento alimentar, e apenas 17,2% o descreveram como um suplemento alimentar para prevenir defeitos congénitos.

5. O presente estudo mostrou que dois terços (68%) das mulheres referiram ter tomado multivitaminas durante a gravidez anterior, mais de três quartos (82,3%) referiram ter tomado suplementos contendo AF e 90,1% tomaram-nos durante a gravidez.

6. Relativamente ao consumo de AF durante a gravidez atual, mais de dois terços (70,8%) das mulheres tomavam AF atualmente, quase (95,8%) tomavam-no durante a gravidez, enquanto 79,1% o tomavam no primeiro trimestre e 82,4% tomavam a dose recomendada. Enquanto 56 das 146 mulheres estudadas relataram não tomar FA, pois precisavam de receita médica para o tomar.

7. O presente estudo revelou que, da grande maioria das mulheres que tomaram FA durante a gravidez atual, apenas 3,6% a tomaram na pré-conceção e no início da gravidez, uma vez que não tinham conhecimentos pormenorizados sobre o assunto, pois "apenas 18,6% delas referiram as DTN como principais complicações associadas à sua deficiência, enquanto apenas 16% referiram a pré-conceção e o início da gravidez como o momento adequado para a sua ingestão, e 53,7% não conheciam outras formas de a obter.

8. No que se refere ao cumprimento do consumo de AF, cerca de 226 das mulheres estudadas que referiram consumir AF cumpriram o seu consumo.

9. O presente estudo revelou que a grande maioria (89,8%) das mulheres estudadas tinha intenção de seguir uma dieta rica em folatos. Mais de três quartos (84%) das mulheres tinham uma perceção positiva em relação ao comportamento de ingestão de AF de acordo com a MCS.

10. O presente estudo demonstrou que 79,6% das 358 mulheres que descreveram a FA tomaram conhecimento da FA através dos seus médicos.

Em conclusão, os conhecimentos das mulheres sobre a ingestão de AF eram baixos, havendo também diferenças estatisticamente significativas entre as caraterísticas sociodemográficas das mulheres estudadas e os seus conhecimentos, como o ensino secundário, a gravidez planeada e a residência rural. Poucos por cento das mulheres tinham conhecimento geral de que os AG diminuem o risco de DTN, mais de dois terços das mulheres tomam AG atualmente e quase todas tinham uma perceção positiva dos AG. O ensino secundário e a residência rural foram factores independentes estatisticamente significativos que afectaram a perceção das mulheres. Além disso, mais de três quartos das mulheres que referiram consumir AF tinham uma perceção positiva. Recomenda-se a implementação de medidas especiais como: a) desenvolver um programa de educação para a saúde para a população com base nas suas caraterísticas culturais e socioeconómicas. Esta intervenção pode ser tão simples como fornecer informações sobre os benefícios da suplementação com ácido fólico utilizando todos os meios de comunicação social disponíveis (cartazes, revistas e brochuras para as escolas secundárias); b) estabelecimento de currículos de nutrição para médicos e nutricionistas; c) implementação de um programa de educação contínua para as mulheres, incluindo competências de aconselhamento sobre a importância do ácido fólico antes e durante a gravidez; d) os contraceptivos orais que contêm ácido fólico devem estar disponíveis nos nossos países para colmatar a lacuna entre o reconhecimento de uma gravidez e o fecho do tubo neural; e e) sensibilizar o público para os esforços nacionais de fortificação e identificar as barreiras ao menor consumo de alimentos fortificados. Aplicação da HBM para melhorar a perceção das mulheres e dos prestadores de cuidados de saúde sobre os benefícios da ingestão de FA.

Referências

Abraham, C., e Sheeran, P. (2005): The health belief model. In Conner, M., and Norman, P., (eds.), Predicting Health Behavior, 2nd ed. Berkshire, England.

AJOG,(2008): Healthier women, healthier reproductive outcomes: recommendations for the routine care of women of reproductive age.

Albert CM, Cook NR, e Gaziano JM, (2008): Effect of folic acid and B vitamins on risk of cardiovascular events and total mortality among women at high risk for cardiovascular disease: a randomized trial. JAMA; 299(17), PP :(2027-36).

Al-Hossani, H., Abouzeid, H., Salah, M., Farag. H e E. Fawzy, E., (2005): Knowledge and practices of pregnant women about folic acid in pregnancy in Abu Dhabi, United Arab Emirates, Eastern Mediterranean Health Journal [EMHJ 16 (4):PP: (402-406).

Allen L. (2006): Pregnancy and lactation. Conhecimentos actuais em nutrição, 9(2), PP: (529-43).

Alternative Medicine Review, (2005): Folic Acid. Vol 10, Número 3.

Al-Wassia, H. e Shah, B. (2010): Folic acid supplementation for the prevention of neural tube defects: promotion and use, Nutrition and Dietary Supplements, 2 , PP: (105-116).

Associação Americana de Química Clínica, (2011): Folate. Disponível em: http://www. aacc.org/ publications /cln//january /Pages/Folate. aspx.

Antoniades C, Antonopoulos AS, e Tousoulis D, (2009): Homocisteína e aterosclerose coronária: da fortificação com folato aos ensaios clínicos recentes. Eur Heart J 2009 Jan; 30(1): PP: (6-15).

António AC., (2008): Anemias megaloblásticas. In: Hoffman R, Benz EJ Jr., Shattil SJ, et al, eds. Hematology: Basic Principles and Practice. 5th ed. Philadelphia, Pa: Churchill Livingstone Elsevier; cap. 39.

Anzaku, A.,A.,(2013): Avaliar a sensibilização para o ácido fólico e a sua utilização para a prevenção de defeitos do tubo neural entre mulheres grávidas em Jos, Nigéria tese Departamentos de Obstetrícia e Ginecologia, Universidade de Bingham disponível em; Journal of Basic and Clinical Reproductive Sciences - janeiro - junho de 2013 - Vol 2 - Número 1 acedido em 5 DEZ 2013.P.P: 13-16.

Badovinac, R., Werler, M., e Williams, P., (2007): Folic-acid containing supplement consumption during pregnancy and risk for oral clefts: a metaanalysis. Birth Defects res a Clinical Mol Teratol, 79, PP: (8-15).

Bartholomew, L. K., Parcel, G., Kok, G., e Gottlieb, N. H., (2006): Teorias orientadas para o comportamento utilizadas na promoção da saúde.

Bastian, H., (2008): a vida e a investigação de uma mulher independente e aventureira. Journal of the Royal College of Physicians of Edinburgh, 38, PP :(89-91).

Beaudin AE, e Stover PJ. (2007):   Folate-mediated one-carbon metabolismo e defeitos do tubo neural: Balancing genome synthesis and gene expression. Birth Defects Res. 2007; (81): PP: (183-203).

Bener A, Al Maadid MGA, Al-Bast DAE, e Al-Marri S.(2006): Conhecimento, atitude e prática materna sobre a ingestão de ácido fólico entre mulheres árabes do Qatar.Reprod Toxicol , 21,PP: (21-5).

Ben-Natan, M., e Adir, O., (2009): Rastreio do cancro do colo do útero entre as mulheres israelitas. International Nursing Review, Vol. 56, No.4, pp: (433-441).

Berry, R.J.; Mulinare, J.; e Hamner, H.C.(2010): Fortificação com ácido fólico: redução do risco de defeitos do tubo neural - uma perspetiva global. Em Folate in Health and Disease, 2ª ed.; Bailey, L.B., Ed.; CRC Press: Boca Raton, FL, EUA; pp. 179-204.

Bhalwar R., (2009): Livro de texto de Saúde Pública e Medicina Comunitária 1.ª edição. Pune: Departamento de Medicina Comunitária da Faculdade de Medicina das Forças Armadas; PP: (251).

Blackburn, S. T., (2007): Maternal, fetal, and neonatal physiology: Uma perspetiva clínica (3ª ed.). St. Louis, MO: Saunders Elsevier.

Bodnar LM, Tang G, Ness RB, Harger G, e Roberts JM,(2006): Periconceptional multivitamin use reduces the risk of preeclampsia. Disponível em: Am J Epidemiol 164, PP :(470-7).

Bol, K.A., Collins, J.S. and Kirby, R.S.,(2006): for the National Birth Defects Prevention Network Survival of infants with neural tube defects in the presence of folic acid Fortification. Pediatrics (117), pp: (803-813). Disponível em: http://www.cdc.gov/ncbddd/folicacid/ quiz.html (Acedido em outubro . 2013.)

Botto LD, e Yang Q., (2000): Variantes do gene da 5, 10-Metilenotetrahidrofolato redutase e anomalias congénitas: uma revisão Enorme. Am J Epidemiol. , 9, PP: (878-84).

Bower C, D\'Antoine H, e Stanley FJ. (2009): Neural tube defects in Australia: trends in encephalocele and other neural tube defects before and after promotion of folic acid supplementation and voluntary food fortification. Birth Defects Res a Clin Mol Teratol; 85: PP: (269-73).

Boletim de Nutrição da Fundação Britânica de Nutrição, (2004): Strategies to increase folate/folic acid intake in women: an overview, 29, PP: (234-244).

Bukowski, R., Malone, F., Porter, F., Nyberg, D., Comstock, C., e Hankins, G., (2009): Preconceptional folate supplementation and the risk of spontaneous preterm birth: Um estudo de coorte. PLoS Medicine, 6(5), PP: (1-11).

Bulechek, G., Butcher, H.M., e Dochterman, J., (2008): Classificação das intervenções de enfermagem (NIC) (5ª Ed.). St. Louis, MO: C.V. Mosby.

Burdge, G.C. e K.A. Lillycrop, (2010): Nutrição, epigenética e plasticidade do desenvolvimento: implicações para a compreensão da doença humana. Annu Rev Nutr (30), PP: (315-339).

Cabrera RM, Hill DS, Etheredge AJ, e Finnell RH, (2004): Investigações sobre a etiologia dos defeitos do tubo neural. Birth Defects Res C Embryo Today; 72(4):330-44.

Cabrera RM, Shaw GM, Ballard JL, Carmichael SL, Yang W, e Lammer EJ, (2008): Auto anticorpos para o recetor de folato durante a gravidez e risco de defeito do tubo neural. Journal of Reproductive Immunology, 79(1), PP: (85-92).

Departamento de Saúde Pública da Califórnia, Divisão de Saúde Materna, Infantil e do Adolescente, e Centro de Saúde Familiar, (2010): Avaliação da saúde materno-infantil e da saúde.

Carlton Fredericks, (2011): suplementos de ácido fólico. Disponível em: http://www. Examiner.com. acedido em: 28 de junho de 2013.

CDC. (2010): CDC grand rounds: additional opportunities to prevent neural tube defects with folic acid fortification. MMWR Morb Mortal Wkly Rep, Vol. 59(13), PP: (980-4).

Centro de Controlo de Doenças (CDC), (2005): Projeto IMPAC. Disponível em: http://www.cdc.gov/ immpact/micronutrients /index. html# Folate.

Centro de Controlo e Prevenção de Doenças. (2011): Folic Acid Data and Statistics.<http://www.cdc.gov/ncbddd/folicacid/data.html> Atualizado a 7 de julho de 2010. Acedido em 16 de abril de 2011.

Centros de Controlo e Prevenção de Doenças, (2007): Pregnancy risk assessment monitoring system, phase 5 standard questions.

Centros de Controlo e Prevenção de Doenças, (2011): Global initiative to eliminate folic acid-preventable neural tube defects [Iniciativa global para eliminar os defeitos do tubo neural evitáveis pelo ácido fólico]. Disponível em: http://www.cdc.gov/ncbddd/folicacid/global.html , acedido em 21 de outubro de 2013).

Chacko, M.,R., Anding,R., Kozinetz,C.A., Grover,J.L. e Smith, P., B., (2003): Defeitos do Tubo Neural: Knowledge and Preconceptional Prevention Practices in Minority Young Women (Conhecimentos e práticas de prevenção pré-concecional em mulheres jovens de minorias). Jornal oficial da academia americana de pediatria. 112 (3 Pt 1), PP :(536-542).

Chen CP. (2008): Síndromes, perturbações e factores de risco maternos associados a defeitos do tubo neural (IV). Taiwan J Obstet Gynecol; 47, PP: (141-50).

Christianson A, Howson CP, e Modell B., (2006): March of Dimes global report on birth defects: the hidden toll of dying and disabled children. Disponível em: http://www.marchofdimes.com/ Acesso em 27 de abril de 2011.

Clarke, R.; Halsey, J.; Lewington, S.; Lonn, E.; e Armitage, J. (2010): Effects of lowering homocysteine levels with B vitamins on cardiovascular disease, cancer, and cause-specific mortality: metaanalysis of 8 randomized trials involving 37 485 individuals. Arch. Intern. Med, 170, PP: (1622-1631).

Copp, A.J. e Harding, B.N., (2004): Neural tube defects In: Pathology and Genetics: Developmentalneuropathology , ISN Neuropath Press,
Golden, J. A. & Harding, PP: (2-13).

Cowart, C., (2003): Folic acid: Uma arma forte na luta contra os defeitos congénitos. Nursing Spectrum. Obtido em 10 de outubro de 2007, de
http://community.nursingspectrum.com/MagazineArticles/article. cfm?AID=
1054.

Cross JC, and Mickelson L., (2006) ; Nutritional influences on implantation and placental development. Nutrition reviews 64:S12-18; discussão S72-91.

Cui H, Cruz-Correa M, Giardiello FM, e Hutcheon DF (2003): Loss of IGF2 imprinting: a potential marker of colorectal cancer **risk. Science,** Nova Iorque, NY, 299(5613), PP: (1753-1755).

Cunningham, S.D.,Kerrigan,D.,Pillay, K.B., e Ellen, J.M., (2005): Understanding the role of perceived severity in STD-related care -seeking delays .Journal of Adolescent Health ,37,PP: (69-74).

Czeizel AE e Dudas I, (1990): Prevention of the first occurrence of neuraltube defects by periconceptional vitamin supplementation. NEnglJMed, 26:1832-5.

Czeizel AE, Dobó M, Vargha P. e Hungaro, (2004): ensaio controlado por coorte de suplementação multivitamínica periconcepcional mostra uma redução em certas anomalias congénitas. Birth Defects Res a Clin Mol Teratol; 70: PP: (853-61).

Davies,M e Macdowall, W.,(2006): Understanding Public Health Promotion. Teoria da Imprensa da Universidade Aberta. Reino Unido por Bell & Bain Ltd, Glasgow, PP: (141-150).

De Jong-Van den Berg, L.T., S. Hernandez-Diaz, M.M. Werler, C. Louik, e A.A. Mitchell, (2005): Trends and predictors of folic acid awareness and periconceptional use in pregnant women. Am.J. Obstet. Gynecol. 192, PP: (121-128).

Den Heijer M, Lewington S, e Clarke R., (2005): Homocisteína, MTHFR e risco de trombose venosa: uma meta-análise de estudos epidemiológicos publicados. J Thromb Haemost; 3, PP: (292-9).

DeRosset, L., Mullenix, A., e Zhang, L., (2009): Multivitaminas, ácido fólico e defeitos congénitos: Knowledge, beliefs, and behaviors of Hispanic women in North Carolina (Conhecimentos, crenças e comportamentos de mulheres hispânicas na Carolina do Norte). American Journal of Health Education, 40, PP: (155-164).

Detrait ER, George TM, Etchevers HC, e Gilbert JR. (2005): Human neural tube defects: developmental biology, epidemiology, and genetics. Neurotoxicol Teratol; 27(3), PP: (515-24).

Dobson, DevenishC, Skeaff CM, and Green TJ, (2006): periconceptional folic acid use among women giving birth at queen mary maternity hospital in Dunedin, NZJ Obstetrics and gynecology, 46, PP: (534-7).

DSM (2006): The facts about vitamins in nutrition. http://www.vitamin-basics.com/index. php?id=51. acedido em 18 de novembro de 2013.

Dudek, S. G., (2006): Nutrition essentials for nursing practice (5th Ed.).Philadelphia: Lippincott Williams & Wilkins.

Eichholzer M, Tonz O, e Zimmermann R. (2006): Ácido fólico: um desafio para a saúde pública. Disponível em: Lancet. 367, PP: (1352-61).

El Hakim, N., Laillou, A., El Nakeeb, A., Yacoub, R., e Shehata, M.,(2013): Fortificando o pão baladi no Egito: Alcançando mais de 50 milhões de pessoas através do programa de subsídios. Boletim de Alimentação e Nutrição, 33 (4) da Universidade das Nações Unidas. PP: (260-270).

El Sayed, N., (2012): Relatório de análise do panorama nutricional do Egito. Ministério da Saúde e da População. PP: (26-52).

Ericson U, Sonestedt E, Gullberg B, Olsson H, e Wir-fält E., (2007): High folate intake is associated with lower breast cancer incidence in postmenopausal women in the Malmö Diet and Cancer cohort. Am J Clin Nutr, 86, PP: (434-43).

Grupo de Peritos em Vitaminas e Minerais e Food Standards Agency, (2003): Safe upper levels for vitamins and minerals (Níveis superiores de segurança para vitaminas e minerais). London.

Fahlman, M. M., Dake, J. A., McCaughtry, N., e Martin, J., (2008): A pilot study to examine the effects of a nutrition intervention on nutrition knowledge, behaviors, and efficacy expectation in middle school children. Journal of School Health, 78, PP: (216-222). Disponível em: http://www.healthypeople.gov/. Acedido em 12 de dezembro de 2013.

Falk-Rafael, A., (2005): Avanço da teoria de enfermagem através da prática guiada pela teoria: a emergência de uma perspetiva crítica de cuidados. Avanços em Ciências de Enfermagem, 28(1), PP: (38-49).

Fishbein M., e Capella J., (2006): The Role of Theory in Developing Effective Health Communications. Journal of Communication, 56, S1-S17.

Iniciativa para a Fortificação da Farinha, (2008): Country Data and

Practices. Disponível em: http:// www.sph.emory.edu/ wheatflour/ countrydata.php (acedido em setembro de 2013).

Ford AW, Flicker L, Alfonso H, Thomas J, Clarnette R, Martins R, e Almeida OP., (2012): Efeito do tratamento de redução da homocisteína na função cognitiva: uma revisão sistemática e meta-análise de ensaios clínicos randomizados. Journal of Alzheimer's disease, 29(1), PP: (133-149).

Frishman GN, Spurrell TP, e Heber WW. (2001): Folic acid. Preconception knowledge and use by infertile women. J Reprod Med. 46(12), PP: (1025-1030).

Gentili, (2009): Folic Acid Deficiency .disponível em http://emedicine. medscape.com/article/200184- overview   .acedido em 18 de novembro, 2013.

George L, Mills JL, Johansson A., L, e Nordmark A. (2002): Plasma folate levels and risk of spontaneous abortion. JAMA 288, PP :(1867-73).

Gjergja R, Stipoljev F, Hafner T, Tezak N, e Luzar-Stiffler V.,(2006): Conhecimento e uso de ácido fólico em mulheres grávidas croatas - uma necessidade de iniciativa de educação em cuidados de saúde. Reprod Toxicol, 21,PP: (16-20).

Glanz K, Rimer BK, e Viswanath K., (2008): Comportamento de saúde e educação para a saúde: Theory, Research, and Practice (4ª ed). São Francisco: Jossey-Bass.

Aliança Global para uma Nutrição Melhorada (GAIN), (2009): PAM, MOSS e GAIN celebram o início da fortificação da farinha no Egito para reduzir a anemia generalizada em 28%; http://www. gainhealth.org/ press-releases.

Gluckman PD, Hanson MA, Cooper C, e Thornburg KL, (2008): Effect of in utero and early-life conditions on adult health and disease (Efeito das condições in utero e do início da vida na saúde e na doença do adulto). Disponível em: N Engl J Med. Jul 3; 359(1), PP :(61-73).

Goh YI, Bollano E, Einarson TR, e Koren G.,(2007): Prenatal multivitamin supplementation and rates of pediatric cancers: a meta- analysis.Clin Pharmacol her, 5, PP: (685-91).

Goh, I., (2010): Mineral and vitamin supplementation before, during, and after conception (Suplementos minerais e vitamínicos antes, durante e depois da conceção).

Green-Raleigh K, Carter H, Mulinare J, Prue C, and Petrini J., (2006): Trends in folic acid awareness and behavior in the United States: the Gallup Organization for the March of Dimes Foundation surveys, 1995-2005 .Matern Child Health J., 10 5, PP: S177-S182.

Grewal J, Carmichael SL, Song J, e Shaw GM, (2009): Neural tube defects:

an analysis of neighbourhood- and individual-level socio-economic characteristics. Paediatr Perinat Epidemiol, 23, PP: (116-24).

Gropper, S., J. Smith, e J . Groff, (2005): Nutrição avançada e metabolismo humano. Quarta ed.: Thomson Wadworth.

Grupp SG, Greenberg ML, Ray JL, Busto U, Lanctôt KL, Nulman I, e Koren G. (2011): Taxas de cancro pediátrico após a fortificação universal da farinha com ácido fólico em Ontário. J Clin Pharmacol, 51(1), PP: (60-65).

Haberg SE, London SJ, Stigum H, Nafstad P, e Nystad W., (2009): Suplementos de ácido fólico na gravidez e saúde respiratória na primeira infância. Archives of disease in childhood, **94**(3), **PP:** (180-184).

Han JY, Nava-Ocampo AA, e Koren G., (2005): Unintended pregnancies and Practical Genetic counseling (7ª edição). London: Arnold.

Harper P., (2010): Practical Genetic Counseling (7ª edição). London: Arnold

Haydu, S.,(2012) : Folato (ácido fólico) para mulheres em idade fértil

Health Canada, (2005): Folic acid and birth defects Disponível em: http://www.hc-sc.gc.ca/hl-vs/iyh-vsv/med/folic-folique-eng.php.Accessed 2013.

Conselho de Saúde dos Países Baixos, (2004): Dietary reference values: vitamin B6, folic acid, and vitamin B12. The Hague: Conselho de Saúde dos Países Baixos.

Hefni M, .O" hrvik V, Tabekha M, e Wittho" ft C., (2010): Conteúdo de folato em alimentos comumente consumidos no Egito. Food Chem, 121, PP: (5405).

Hefni,M., Cor nelia M., e Wittho,(2012): Melhoria do teor de folato no pão pita egípcio. Universidade de Mansoura, e Universidade Sueca de Ciências Agrícolas. Departamento de Alimentação. disponível em: Food & Nutrition Research . "Suplemento vitamínico". 56, PP: (1-4).

Herrera, E. e Ortega, H., (2008): Metabolismo na gravidez normal no livro de texto de diabetes e gravidez, segunda edição, M. Hod, L. Jovanovich, G.C. DiRenzo, A.De Leiva,O.Lander, eds, informa health care ,London , PP:(25-34).

Houghton L., (2009): Nutrição e suplementos durante a gravidez. Departamento de Nutrição Humana, Universidade de Otago.

Huether, Sue; McCance, andKathryn , (2004): Understanding Fisiopatologia, (3ª Ed.). Mosby. P: (543). ISBN 0-323-02368-1.

Ibrahim, Z.M., Abd El-Hamid,S., Mikhail, H., e Khattab, M.,S., (2011): Avaliação da Adesão à Suplementação de Ferro e Ácido Fólico e Prevalência de Anemia em Mulheres Grávidas. Os Departamentos de Obstetrícia e Ginecologia* e Medicina Familiar, Faculdade de Medicina, Suez Canal University Med. J. Cairo Univ., 79(2), PP: (115-121).

Instituto de Medicina (IOM) (2006): Folate, Dietary reference intakes for thiamin, riboflavin, niacin, vitamin B6, folate, vitamin B12, pantothenic acid, biotin, and choline, National Academy Press,. PP :(196-305).

Iyer, R., e Tomar, S.K., (2009): folato: Um constituinte alimentar funcional. Journal of Food Science, 74(9).

Jasti S., Anna Maria Siega-Riz A.M., Cogs-Well M.E., Hartzema A.G., e Bently M.E., (2005): Pill Count Adherence to Prenatal Multivitamin/Mineral Supplement Use among Low-Income Women. J. **Nutr., 135, PP: (1093-1101).**

Jones & Bartlett (Editores), (2010): Conceitos teóricos. Modelo de Crenças em Saúde PP: (31-36). Recuperado de httpV/www.jbleaming. com/samples/ 0763743836/chapter%204.pdf. acedido em 5Maio 2013.

Jou,H, I-Ping Hsu, Chieh-Yu Liu, e Shih-Hsien Chung,(2009); Awareness And Use Of Folic Acid Among Pregnant Women In Taipei Department of Obstetrics and Gynecology, Taiwan Adventist Hospital, Taiwan J Obstet Gynecol , 49 (3), PP: (306-310).

Kalafatelia E e Fryer K., (2011): Awareness and Knowledge of Folate and Folic Acid. A survey of New Zealand women of child-bearing age. MAF Technical Paper, 8, PP: (19-21).

Kaplan KM, Spivak JM, e Bendo JA, (2005): Embriologia da coluna vertebral e anomalias congénitas associadas. Spine J; 5(5), PP :(564-76).

Karmarkar S., (2013): Necessidade de prevenção da espinha bífida Disponível em: Http//: www.Pediatric Oncall.Com// Doenças Pediátricas " Neurologia Pediátrica Acessado em 5 de maio de 2013.

Katzund B., (2004): Basic and clinical pharmacology.ninth edition.ed new York.Mc.graw Hill companies INC.

Kenner,C., e Lott, G., (2008) ; Comprehensive Neonatal Care , 4ª edição , Jones and Bartlett publishers , Estados Unidos , P.P; 269- 268.

Khalil,A.M., e Mahmoud, M.,(2012): Dawaa handbook of the Egyptian drugs.PP: (123-124).

Kibar Z, Torban E, McDearmid JR, Reynolds A, Berghout J, Mathieu M, Kirillova I, De Marco P, Merello E, Hayes JM, Wallingford JB, Drapeau P, Capra V, e Gros P.(2007): Mutações em VANGL1 associadas a defeitos do tubo neural. N Engl J Med. 5 de abril;356(14):1432-7. PMID: #17409324#**).

Kloeblen,A.,S ,and Batish,S.,S.,(1999); Understanding the intention to permanently follow a high folate diet among a sample of low-income pregnant women according to the Health Belief Model Maternal and Child Health Nutrition Department, Grady, Disponível em: http:// her. Oxford journals. org Health Education Research Theory & Practice14 (3), PP: (327338).

Lana A. C., e Marly C.A., (2011): Recomendações para ingestão de folato em mulheres: implicações para estratégias de saúde pública. Cad. Saúde Pública, Rio de Janeiro, 26 (11).

Leahy SC, Higgins DG, e Fitzgerald GF, (2005): Getting better with bifidobacteria. J Appl Microbiol 98(6): PP: (1303-15).

Lennard, J. E., (1990); Vitamin B complex supplements are easily obtained in Norfolk, in Sharon Oberne, 2011: estrogen replacement. Annals of the Royal Journal of England, 72, PP: (152-54).

Lindsey, Kate e Shaylyn, (2009): O Modelo de Crenças sobre Saúde

Lindzon, G. e D.L. O'Connor, (2007): Folate during reproduction: the Canadian experience with folic acid fortification. Nutr Res Pract, 1(3): PP: (163-74).

Instituto Linus Pauling, (2004): Perspectivas actuais sobre as causas dos defeitos do tubo neural. Disponível em: http://lpi.oregonstate.edu /infocenter/ vitamins/ vitaminA

Loeken MR, (2005): Perspectivas actuais sobre as causas dos defeitos do tubo neural resultantes da gravidez diabética. Disponível em: Am J Med Genet C Semin Med Genet. 135 (1), PP: (77-87).

Lucock M, e Yates Z., (2005): Ácido fólico - vitamina e panaceia ou bomba-relógio genética? Nature Reviews, **6**(3), **PP :(235-240).**

Maggie, D. e Wendy, M., (2006): Understanding Public HealthPromotion. Teoria da Imprensa da Universidade Aberta. Uk By Bell & Bain Ltd, Glasgow.

Mahan LK, e Scott-Stump S., (2004); Krause's Food, Nutrition and Diet Therapy. 11th Ed. Philadelphia, Pennsylvania: Saunders, PP: (105).

Malouf R, e Grimley Evans J. (2008): Ácido fólico com ou sem vitamina B12 para a prevenção e tratamento de idosos saudáveis e pessoas com demência. Cochrane Database Syst Rev 8 ;(4): CD004514.

Inquérito Gallup da March of Dimes [MDGS], (2004). Disponível em: http:// www.marchofdimes.com acedido em 12 de setembro de 2012.

McNally, S.& e Bourke, A.,(2010): Periconceptional Folic Acid Supplementation in a Nationally Representative Sample of Mothers in Ireland, School of Psychology, Trinity College, College Green, Dublin,PP: (1-2).

McNulty H, e Pentieva K., (2004): Folate bioavailability. Proc Nutr Soc; 63(4), PP: (529-36).

Mohammed, O., A., (2012): avaliação do conhecimento das mulheres grávidas que frequentam centros de saúde materno-infantil na cidade de Minia sobre a teratogenicidade dos medicamentos. Tese apresentada para cumprimento parcial do grau de mestre em ciências de enfermagem obstétrica e ginecológica.P.P:50-61

Molloy AM, Kirke PN, e Brody LC, (2008): Effects of folate and vitamin B12

deficiencies during pregnancy on fetal, infant, and child development. Food Nutr Bull Jun; 29(2): S101-11; discussão S112-5.

Muggli EE, e Halliday JL, (2007): Folic acid and risk of twinning: a systematic review of the recent literature July 1994 to July 2006. Med J, 186(5), PP: (243-248).

Myers FM, Li S, Correa A, Li Z, Moore CA, Hong S, e Berry RJ, (2001): Folic acid supplementation and Risk for Imperforate Anus in China (Suplemento de ácido fólico e risco de ânus imperfurado na China). Am J Epi; 154(11), PP: (1051-1056).

Narasimhan, K.L.,(2012): Neural Tube Defects - Role of Folate, Prevention Strategies and Genetics (Defeitos do Tubo Neural - Papel do Folato, Estratégias de Prevenção e Genética). Disponível em: http:// www. Intech open. com/books/

Instituto Nacional de Saúde e Excelência Clínica (NIHCE), (2008); Nutrição Materna e Infantil. Londres: NICE publications. http://www.nice.org.uk/PH11 acedido em 26 de outubro de 2012.

National Institutes ofHealth ,   (2008):   Office of Dietary Supplements.http://ods. od.nih. gov/factsheets/Folate healthProfessional/

Observatório Nacional da Obesidade, (2010): Fontes de dados: conhecimento e atitudes em relação à alimentação saudável e à atividade física.

Nature Publishing Group (2006): Nature Reviews - Neuroscience.

Nawapun K, e Phupong V.,(2007): Consciencialização dos benefícios do ácido fólico e prevalência da utilização de suplementos de ácido fólico para prevenir defeitos do tubo neural entre as mulheres tailandesas. Arch Gynecol Obstet , 276,PP: (53-7).

Projeto de apuramento de defeitos do tubo neural, (2010): Disponível em http://www.nbdpn.org/ current/2010pdf , Acesso em 1 de agosto de 2011.

Nosrat, S.,B., Sedehi, M., and Golalipour, M.J.,(2012); Knowledge and practice of urban Iranian pregnant women towards folic acid intake for neural tube defect prevention J Pak Med Assoc. 62(8), PP: (785-88).

Nutbeam D, Harris E., (2004): Theory in a Nutshell: A Practical Guide to Health Promotion Theories. Sydney, NSW: McGraw-Hill.

Gabinete de Suplementos Alimentares Centro Clínico do NIH, (2012): Ficha informativa do suplemento dietético: folato. Disponível em: http://ods. od.nih. gov/ factsheets /folate.asp. Acedido em 21 de maio de 2012.

Olsen CM, (2008): Achieving a healthy weight gain during pregnancy (Conseguir um aumento de peso saudável durante a gravidez), Ann Rev Nutr, 28, PP: (411-23).

Padmanabhan R., (2006): Etiologia, patogénese e prevenção de defeitos do tubo neural. Congenit Anom (Kyoto); 46(2), PP :(55-67).

Paula M. Gardiner, MD, MPH; Lauren Nelson; e Cynthia S. Shellhaas, MD, (2008): The clinical content of preconception care: nutrition and dietary supplements, disponível no American Journal of Obstetrics & Gynecology, em http:// www. AJOG. org.

Pender, N., Murdaugh, C., e Parsons, M. A., (2011): Modelos individuais para promover comportamentos de saúde. In M Connor, D. MacKnight, K. Mortimer & S. Wrocklage (eds.), Health Promotion in Nursing Practice)pp: (35-66). New York: Pearson

PLoS Med, (2009): folic acid and preterm birth 5; 6(5):e1000061.

Polit DF e Beck CT, (2007): Investigação em enfermagem: Princípios e métodos. 7ª ed. Philadelphia: Lippincott Williams & Wilkins.

Qin X, Huo Y, Langman CB, Hou F, e Chen Y. (2011): Terapia com ácido fólico e doença cardiovascular em ESRD ou doença renal crónica avançada: uma meta-análise. Clin J Am Soc Nephrol. , 6(3): PP: (482-8).

Rankin, S., Stallings, K., e London, F., (2005): Educação do cliente na saúde e na doença. Philadelphia: Lippincott, Williams, & Wilkins.

Ray JG, Thompson MD, Vermeulen MJ, e Meier C (2007): Caraterísticas da síndrome metabólica e risco de defeitos do tubo neural. BMC Pregnancy Childbirth; 7: PP: (21).

Read A e Donnai D., (2010): New Cinical Genetics (2ª edição). Bloxham, Oxfordshire: Scion Publishing Ltd.

Reeves, M., Rafferty, A., Simmeron, J., e Bach, J., (1998): Knowledge and Use of Folic Acid Among Women of Reproductive Age --- Michigan, Div of Reproductive Health, National Center for Chronic Disease Prevention and Health Promotion; e um oficial do EIS, CDC

Reynolds, E., (2012): Vitamins in pregnancy review disponível em: http://www.King's college London .com, acedido em 17 de novembro de 2012.

Riazi,H.,Bashirian,S., and Amini, L.,(2012); Awareness of Pregnant Women about Folic Acid Supplementation in Iran Faculty of Nursing & Midwifery, Shahid Beheshti University of Medical Sciences, Tehran, Iran_^ Journal of Family and Reproductive Health 6(4), PP: (159-163).

Sadler TW. (2005): Embriologia do desenvolvimento do tubo neural. American Journal of Medical Genetics Part C: Seminars in Medical Genetics; 135 (1), PP :(2-8).

Sánchez, T. Chen, L., J. Díaz-Sánchez, Y. C. Palomeque, T. Bottiglieri, M. López-Cervantes, e L. López-Carrillo, (2006): Dietary and genetic determinants of homocysteine levels among Mexican women of reproductive age. Disponível em: Eur.J. Clin.Nutr. 60, PP :(691-697).

Sarafino, E. P., (2006): Psicologia da Saúde: interações biopsicossociais. (5ª

Ed.). EUA: John Wiley & Sons Inc.

Sarah Timmermans Vincent W. V. Jaddoe, e Albert Hofman, (2009): , Periconception folic acid supplementation, fetal growth and the risks of low birth weight and preterm birth: the Generation R Study, Prenatal Medicine, Department of Obstetrics and Gynaecology, British Journal of 1 of 9

Saslow, D., Runowicz, CD., Solomon, D., Moscicki, AB., e Smith, RA. (2002): American cancer society guideline for the early detection of cervical neoplasia and cancer. A Cancer Journal for Clinicians, vol.52, No, 6 (2002), PP: (342-362).

Sawalha, A.F.,(2007): Consumo de medicamentos sujeitos a receita médica e não sujeitos a receita médica por mulheres grávidas: A Cross Sectional Study in Palestine. Tese sobre o Centro de Informação sobre Controlo de Envenenamentos e Medicamentos (PCDIC). Universidade Nacional de An-Najah. The Islamic University Journal 15(2), pp: (41-57) disponível em: http://www.iugaza.edu.ps/ara/research .

Sayed, A., (2008): Decline in the Prevalence of Neural Tube Defects Following Folic Acid Fortification and Its Cost-Benefit in South Africa (Declínio na Prevalência de Defeitos do Tubo Neural após Fortificação com Ácido Fólico e o seu Custo-Benefício na África do Sul). Birth Defects Research 82, PP: (211-216).

Scholl, O.T., e William G Johnson, (2000): Folic acid: influence on the outcome of pregnancy .at American Society for Clinical Nutrition. Am J Clin Nutr, 71,1295S-303S. Impresso nos EUA.

Rede Social de Alertas Científicos (SASN), (2012): The influence of folic acid supplementation on maternal and fetal bone turnover disponível Em: http://www. science alert.com. acedido em 3Abril 2013. Sciences. Washington, DC: National Academy Press.

Comité Científico Consultivo para a Nutrição (SACN), (2007); Folate and Disease Prevention SACN. Londres: TSO.

Comité Científico Consultivo para a Nutrição (SACN), (2009); Folic Acid and Colorectal Cancer Risk. Londres: SACN Disponível em: http: //www.sacn.gov.uk/pdfs/summary of sacn acedido em 26 de abril de 2012.

Comité Científico da Alimentação Humana, (2006): Painel Científico dos Produtos Dietéticos, Nutrição e Alergias - Níveis superiores toleráveis de ingestão de vitaminas e minerais. Parma: Autoridade Europeia para a Segurança dos Alimentos.

Shahed S., (2008): Health Locus of Control, Health Beliefs, and Health Related Behaviors: A Study of Urban Females. Tese apresentada à Universidade do Punjab para obtenção do grau de Doutor em Filosofia em Psicologia Aplicada.

PP: (9-11).

Shawky, M.R., e Sadik, D.I.,):011): Malformações congénitas prevalecentes em crianças egípcias e factores de risco associados. Faculdade de Medicina da Universidade Ain Shams, disponível em The Egyptian Journal of Medical Human Genetics (12), PP :(69-78).

Sie, K.K. (2009): A suplementação de ácido fólico fornecida no útero e durante a lactação reduz o número de botões terminais das glândulas mamárias em desenvolvimento na descendência. Cancer Lett. 280(1): PP: (72-7).

Steegers-Theunissen RP, Obermann-Borst SA, e Kremer D, (2009): Periconceptional Maternal Folic Acid Use of 400 microg per Day Is Related to Increased Methylation of the IGF2 Gene in the Very Young Child. PLoS One, 4(11):e7845.

Stenglin, A.,V. S. Buchwald, S., e Bannemerschult, R., (2010); Awareness and Periconceptional Use of Folic Acid. Results of a European Study in Women of Childbearing Age. PP: (1-17).

Stockley, L., (2007); Folic acid Influencing Low-Income Groups. Preparado para a Food Standards Agency. Chepstow: Lynn Stockley &Associates http://www.food.gov.uk/multimedia/ , acedido em: 20 de outubro de 2012.

Stoltzfus R., e Dreyfuss ML. (2004): Guidelines for the Use of Iron Supplementation to Prevent and Treat Iron Deficiency Anemia (Diretrizes para a utilização de suplementos de ferro na prevenção e tratamento da anemia por deficiência de ferro). Grupo Consultivo Internacional de Anemia Nutricional.

Stotland NE, Haas JS, Brawarsky P, Jackson RA, e Fuentes- (2005): Body mass index, provider advice, and target gestional weight gain, obstet Gynecol. ,105(3),PP: (633-8).

Szumska A. et al., (2000): Conhecimentos, atitudes e comportamentos relativos 11. Folic acid among women in child bearing age. Frontiers in fetal health, 2(911), PP: (1-76).

Tarrant RC, Younger KM, Sheridan-Pereira M e Kearney JM, (2011): Maternal health behaviors during pregnancy in an Irish obstetric population and associations with socio-demographic and infant characteristics (Comportamentos de saúde materna durante a gravidez numa população obstétrica irlandesa e associações com caraterísticas sociodemográficas e infantis). European Journal of Clinical Nutrition, 2 de março (em linha antes da publicação).

Tawfik, S.E., (2009): the need for professional training/education in nutrition education and communication (NEAC) in Egypt, Relatório encomendado pela Organização das Nações Unidas para a Alimentação e a Agricultura. PP: (10-11).

Tekkesin, N e Taser, F., (2012): Utilização de ácido fólico e sensibilização em mulheres grávidas em Istambul, Turquia. Jornal de Administração Hospitalar, 1(1), PP: (9-12).

A Associação Dietética Britânica [TBDA], (2012): Food Fact Sheet, folic Acid, Pdf, disponível em: www.bda.uk.com/foodfacts. Acedido em 27 de dezembro de 2012.

Centro Internacional sobre Defeitos de Nascimento - Centro ICBDSR, (2009): Relatório anual de 2007 com dados de 2005. , Roma, PP: (191-2).

Tomatir AG, Demirhan H, Sorkun HC, Ko"ksal A, e Ozerdem F,Cilengir N.,(2009): Anomalias congénitas graves: um estudo regional retrospetivo de cinco anos na Turquia. Genet Mol Res; 8(1):19-27.

Troen AM, Mitchell B, Sorensen B, e Wood B, (2006): O ácido fólico não metabolizado no plasma está associado à redução da citotoxicidade das células assassinas naturais em mulheres pós-menopáusicas. J Nutr, 136, PP: (189-94).

Tucker P., e Krug R.S., (1996): Compliance and health behavior: Behavioral Science. Rypins intensive reviews, 2, PP: (112).

Uebersax, John S.(2006): "Escalas de Likert: Dissipando a confusão". Statistica l methods for rater agreement .disponível em: http://ourworld compuuserve.com/homepage/jsuebersax/likert.htm>.

Departamento de Agricultura dos EUA, Serviço de Investigação Agrícola (USDA), (2011): Base de dados nacional de nutrientes para referência padrão, versão

Universidade de Twente, (2010): Modelo de crenças de saúde. Informação online não publicada. Universidade de Twente, Países Baixos. Recuperado de:http://www.utwente.nl/cw/theorieenoverzicht/Theory clusters/Health.

Van der Put, N.M.J., Eskes, T.K.A.B. e Blom, H.J., (1997): A mutação comum 677C! T no gene da metilenotetrahidrofolato redutase é um fator de risco para defeitos do tubo neural? A meta-analysis. Qu. J. Med. 90, PP: (111-115).

Vitale, K., Aida Mujki, A., e Todorovi, G., (2009): Is level of knowledge, attitude and use of folic acid among pregnant women in Croatia a call for public health action?_Periodicum Biologorum , 111(3), PP: (329-335).

Vollset SE e Lande B., (1998): Knowledge and attitudes of folate and use 9. of dietary supplements among women of reproductive age in Norway 1998. Ata obstetricia et gynecologica scandinavica, 79(6), PP: (513-9).

Ward, S.L., &Hisley, S.M., (2009): Foundations in Maternal, Family, and Child Care.ch 1; Traditional and Community.

Wardlaw, Hampl, e DiSilvestro, (2004): Perspetiva em Nutrição. Sexta edição. The McGraw-Hill Companies, Inc. Direitos de autor. Reimpresso com autorização. Todos os direitos reservados.

Weld, K., Padden, D., Ramsey, G., e Bibb, S., (2008): A framework for guiding health literacy research in populations with universal access to healthcare. Advances in Nursing Science, 31(4), 308-318 Retrieved from http://ovid.tx.ovid.com.proxy-hs.researchreport.

Wheeler, W.,S.,(2010): Readiness to Act: Use of the Health Belief Model in Understanding Parental Communication about Alcohol for Incoming College Students, tese de Doutoramento em Filosofia da Escola Superior de Educação da Universidade de Nova Iorque, PP: (27-34).

OMS/CDC, (2008): Prevalência mundial da anemia 1993-2005. Base de dados global da OMS sobre anemia. Genebra.

Wilcox, A., Lie, R., e Solvoll, K., (2007): Suplementos de ácido fólico e o risco de fendas faciais: A national population based case-control study. British Medical Journal, (334), PP :(433-434).

Wilson RD, Johnson JA, e Wyatt P, (2007): Pre-conceptional vitamin/folic acid supplementation, the use of folic acid in combination with a multivitamin supplement for the prevention of neural tube defects and other congenital anomalies. J Obstet Gynaecol Can, 29, PP: (1003-26).

Wilton, D. e Foureur, M., (2009): Um inquérito sobre a utilização de ácido fólico em mulheres primigestas Desenvolvimento da prática Conjunto parteira-parto, Emirados Árabes Unidos. WOMBI, 129, PP: (3-6)

Wolff T, Witkop CT, Miller T, e Syed SB, (2009): Suplementação de ácido fólico para a prevenção de defeitos do tubo neural: uma atualização das provas para o U.S. Preventive Services Task Force. Ann Intern Med.; 150 (9): PP: (I-50).

Programa Alimentar Mundial (PAM) / Centro Demográfico do Cairo, (2010): Analysis of consumer profiles and behavior patterns of food subsidy recipients: an approach to targeting. Cairo: PAM.

Organização Mundial de Saúde [OMS], (2006): Ferro e folato suplementação, Gestão Integrada da Gravidez e do Parto.

Organização Mundial de Saúde [OMS], (2012): Avaliação, prevenção e controlo da anemia por deficiência de ferro: um guia para gestores de programas.

Wu ,Y.,D., , l Brat, G, Milla, G., e, Kim, j.,(2007): Knowledge and use of folic acid for prevention of birth defects amongst Honduran women , Reproductive Toxicology 23, PP: (600-606) .

Wyckoff, K.F.; Ganji, V., (2007): A proporção de indivíduos com baixas concentrações séricas de vitamina B-12 sem macrocitose é mais elevada no período pós-fortificação com ácido fólico do que no período pré fortificação com ácido fólico. Am. J. Clin. Nutr, 86, PP: (1187-1192).

Wynbrandt, J., e Ludman, M., (2008): Encyclopedia of genetic disorders and birth defects (3ª Ed.). Nova Iorque: Facts on File, Inc.

Wynn A, e Wynn M., (1993): Os efeitos da escassez de alimentos na reprodução humana. Nutr Health, 9, PP: (43-52).

Yajnik, C.S., (2008): Concentrações de vitamina B12 e folato durante a gravidez e resistência à insulina na descendência: o Estudo de Nutrição Materna de Pune. Diabetologia, 51(1), PP: (29-38).

Yazdy, M., Honein, M., e Xing, J., (2007): Reduction in orofacial clefts following folic acid fortification of the US grain supply. Birth Defects Res A Clin Mol Teratol, 79, PP: (16-23).

Younis, E.R., (2003): Pharmaceutical Quality Performance of Folic Acid Supplements, Master of Science Thesis, Submitted to the School of Pharmacy West Virginia University, PP: (1-22).

Zhu, (2004): Effect of interpregnancy interval on birth outcomes: findings from three recent US studies, Office of Epidemiology, Missouri Department of Health and Senior Services. International Journal of Gynecology and Obstetrics, 89, S25 - S33.

المراجع العربية

جريـدة الـشرق الأوسـط (٢٠١١): مكمـلات حمـض الفوليـك.. فوائـدها وأضـرارها.متـاح على: _http://www.aawsat.com/details.asp_ وُصِل لهذا المسار في ٧ يوليو ٢٠١١.

سـمرين مـشعل (٢٠١١): حمـض الفوليـك.. فيتـامين فـائق الأهميـة لـنا و لأولادنـا. متـاح على: _http://www.ghyoom.com/news_ وُصِل لهذا المسار في يناير ٢٠١١.

Benefícios da ingestão de ácido fólico antes e durante a gravidez

(ISBN978-620-7-46057-1

Assistir. Prof. Kamal Mohammed Zahran

Professora Assistente de Obstetrícia e Ginecologia, Faculdade de Medicina - Universidade de Assiut.

Assistir. Prof. Entisar Mohammed Youness

Professora Assistente de Enfermagem Obstétrica e Ginecológica, Faculdade de Enfermagem, Universidade de Assuit

Dr. Hanan El-Zabalawy Hassan

Docente de Enfermagem de Saúde Materna e Neonatal, Faculdade de Enfermagem, Universidade de Beni-Suef

Fatma Saber Nady Mohammed

Demonstradora de Enfermagem de Maternidade e Saúde do Recém-Nascido, Faculdade de Enfermagem, Universidade de Beni-Suef

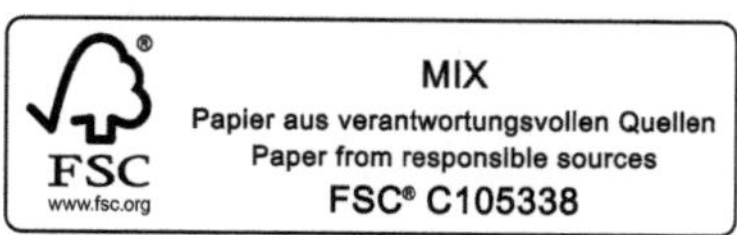

Printed by Books on Demand GmbH, Norderstedt / Germany